总策划 许 迅

微视野+血流OCT
病例图谱
基于NIDEK Overlay功能性多模影像平台

主审 魏文斌
主编 俞素勤 史雪辉
编委 刘 武 刘 堃 顾晖晖

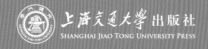
上海交通大学出版社
SHANGHAI JIAO TONG UNIVERSITY PRESS

内 容 提 要

本书重点涉及两种眼底检查技术：一是眼底功能学检查微视野，二是眼底形态学检查OCT血流成像技术（OCTA）。而NIDEK最新的Overlay功能性多模影像平台为两种新技术的结合提供了便利。本书是目前国内少有的涉及微视野技术的眼科著作之一，利用多模影像诊断平台，将微视野、OCT、OCTA检查结合在一起，深入浅出地讲解疾病的诊断及鉴别诊断，以临床实际病例的形式，通过影像的分析和解读，揭示各个疾病的特征，阐述最新的观点，体现眼科新技术的临床应用价值。

本书可供眼科医学生和临床医生参考使用。

图书在版编目（CIP）数据

微视野+血流OCT病例图谱：基于NIDEK Overlay功能性多模影像平台 / 俞素勤，史雪辉主编 . — 上海：上海交通大学出版社，2018

ISBN 978-7-313-20022-8

Ⅰ.①微… Ⅱ.①俞… ②史… Ⅲ.①视网膜疾病 – 病案 – 图谱 Ⅳ.① R774.1-64

中国版本图书馆 CIP 数据核字（2018）第 198827 号

微视野 + 血流 OCT 病例图谱
——基于NIDEK Overlay 功能性多模影像平台

主　　编：俞素勤　史雪辉
出版发行：上海交通大学出版社　　　　　　　　地　　址：上海市番禺路 951 号
邮政编码：200030　　　　　　　　　　　　　　电　　话：021-64071208
出 版 人：谈　毅
印　　制：上海锦佳印刷有限公司　　　　　　　经　　销：全国新华书店
开　　本：787mm×1092mm　1/16　　　　　　　印　　张：10.75
字　　数：256 千字
版　　次：2018 年 9 月第 1 版　　　　　　　　印　　次：2018 年 9 月第 1 次印刷
书　　号：ISBN 978-7-313-20022-8/R
定　　价：158.00 元

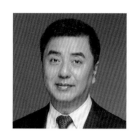

许　迅　教授
上海交通大学附属
第一人民医院眼科中心主任

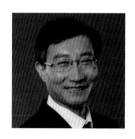

魏文斌　教授
首都医科大学附属
北京同仁医院副院长

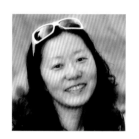

俞素勤　教授
上海交通大学附属
第一人民医院眼科

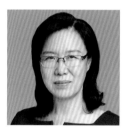

史雪辉　教授
首都医科大学附属
北京同仁医院眼科中心

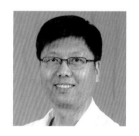

刘　武　教授
首都医科大学附属
北京同仁医院眼科

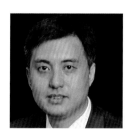

刘　堃　教授
上海交通大学附属
第一人民医院眼科

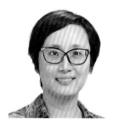

顾晖晖　教授
苏州大学附属
张家港市第一人民医院眼科

序 一

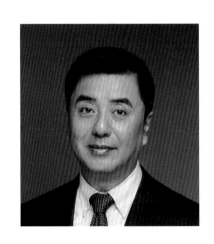

近年来，眼科学迅猛发展，尤其是眼科设备不断推陈出新，单就眼底检查设备而言，就有非常多的突破与创新，令人应接不暇。新技术的应用有效地支持了眼科临床的诊疗工作，但是如何让年轻医师快速掌握新技术并熟练使用设备？如何根据我国实际状况来应用这些新技术和新设备？如何让新技术和新设备发挥其最大的功效？这些都是值得我们思考的问题。本书也是一本涉及眼科新技术、新设备的书籍，但是却是从临床病例入手，通过实际案例的分析和解读，体现新技术的应用价值，分享我们国人运用新设备的经验和体会。

本书重点涉及两种眼底检查技术。一是眼底功能学检查微视野。该技术目前已经发展到 10000asb 的刺激光亮度和 34dB 的阈值，可以准确区分低视敏度和盲点，也可以探测疾病的细微变化和早期视功能改变。此外，利用该设备的固视反馈功能，还可以对中心视力受损的黄斑病变患者进行固视训练，训练他们在中心凹旁相对正常的视网膜上建立新的固视点，来改善总体的视觉功能。二是眼底形态学检查 OCT 血管成像技术（OCTA）。该技术可以在不注射造影剂的前提下，安全无创地完成三维眼底血流成像，并进行量化分析。这两种新技术的结合可以为疾病病理的理解、疾病的早期诊断、治疗方案的规划等提供新的帮助。而 NIDEK 最新的

Overlay 功能性多模影像平台为这种结合提供了便利，它可以将视功能的检查结果精确对位到各种眼底影像上，并进行量化分析，同时呈现眼底的形态、结构和功能。

　　本书汇集了上海交通大学附属第一人民医院眼科俞素勤教授、刘堃教授，首都医科大学附属北京同仁医院眼科中心魏文斌教授、史雪辉教授和刘武教授等提供的临床病例，并对这些病例从新技术应用的角度进行解读和分析，一方面揭示疾病的特征，另一方面展示新设备的应用价值。我们希望通过此书的出版能让更多的年轻医师快速掌握新技术，能把我们国人的临床使用经验与更多的同行分享，在科技高速发展的时代并肩同行。

上海交通大学附属第一人民医院眼科中心主任
上海市眼病防治中心执行主任
中华医学会眼科分会副主任委员暨眼底病学组组长

2018 年 5 月 20 年

序　二

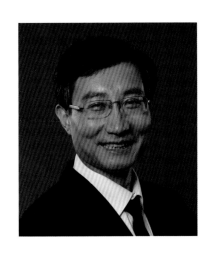

　　眼底病的诊断与治疗离不开眼科影像技术的发展提高，血管造影、OCT、OCTA 的出现更是眼底影像领域里程碑式的飞跃，能在活体上显示视网膜、脉络膜血管的形态及功能的改变，为眼底病的诊断和治疗提供了极大的帮助。

　　在科学大数据的时代背景下，多模式影像诊断平台也是将来眼病影像诊断发展的趋势之一，不仅可以实现多种影像检查技术的综合使用，提高诊断效率，同时也为眼科医疗大数据的集中存储、分析、再使用等提供了珍贵的资源。

　　微视野检查近些年已逐渐引起眼科师生们的关注。通过微视野检查，可以准确区分低视敏度和盲点，发现疾病的细微变化和早期视功能改变，尤其对黄斑区疾病的诊断具有一定的价值。本书也是目前国内少有的涉及微视野技术的眼科专著之一，以一个个鲜活的临床病例的形式呈现，利用多模影像诊断平台，将微视野、OCT、OCTA 检查结合在一起，深入浅出地讲解疾病的诊断及鉴别诊断，让读者不仅知其然，更知其所以然，希望能给大家带来学习的兴趣和实用的体验。

　　临床病症错综复杂，在科学的发展中，认识也在不断地深入，不能依靠任何一种或两种检查方式来诊断眼底疾病。尤其对一些复杂的眼底病，综合判断尤为重要。

期待和广大眼科同道的共同学习，不断进步，能对中国眼科诊疗水平的提高有所贡献。以此共勉。

首都医科大学附属北京同仁医院副院长
魏文斌
2018 年 7 月 6 日

前　言

　　最近几年由于眼科新技术、新设备的不断涌现，介绍新技术新设备的眼科书籍可谓琳琅满目，令人目不暇接，但本书重点涉及的微视野技术在国内尚无专著。虽然我们曾经参与国际上第一本微视野书籍的编写，也撰写过其他眼科技术的应用类书籍，但是在开始写这本书的时候还是纠结了很久。因为不想把它写成另一本教课书，或者是国外微视野书的翻译本，更不想把它写成一本设备的使用说明书，所以以什么样的形式展示新技术及其应用让我们思考了许久。

　　站在读者的角度考虑，我们总是希望书籍是生动有趣、通俗易懂和引人入胜的，但是医学书籍往往给人一种枯燥乏味、晦涩难懂、最后看不下去的感觉，这样就难以成为一种良好的载体去传播新技术。所以我们要写的书应该是读者想读的书。为此我们走访了一些眼科医师、研究生和实习生等，了解他们所需，体会他们所好，最后我们摒弃了繁杂的技术原理的说明和教科书式的条条框框，选择以临床实际病例的形式，通过影像的分析和解读，揭示各个疾病的特征，阐述最新的观点，体现新技术的临床应用价值。

　　本书的病例主要来自上海交通大学附属第一人民医院眼科和首都医科大学附属北京同仁医院眼科中心，整个写作过程是眼底病领域南北同行的一次通力协作，希望今后有更多的合作机会，共同引领眼科新技术的发展。

　　最后感谢上海市第一人民医院眼科医技部门和北京同仁医院眼科中心造影室及视野室的各位同事对本书中影像的采集所做出的努力，感谢尼克医疗器械贸易（上海）有限公司和上海展鑫优视医疗设备有限公司对本书的大力支持。

上海交通大学附属第一人民医院眼科
首都医科大学附属北京同仁医院眼科中心

2018 年 5 月 20 日

目录

第一章 绪 论

近年来，眼底视网膜功能和影像方面的检查技术发展迅速：功能检查方面以微视野检查为代表，可以对黄斑局部功能进行细致的检查；影像检查方面以光相干断层扫描血管成像（optical coherence tomography angiography，OCTA）为代表，可以非创伤性地显示眼底视网膜脉络膜的各层血管结构。而功能与影像检查的有机结合，可以为眼底病医生提供更丰富的疾病信息，帮助进行诊断、鉴别诊断、治疗方案的制定、治疗前后的随访以及治疗预后的判断等。NIDEK Overlay 功能性多模影像平台可以将 MP-3 微视野仪与 AngioScan 血流 OCT 有机整合，成为了眼底病医生的得力助手，可协助解决临床问题。本书将以各个病案为例，展示多模影像和功能结合的图谱，并进行图像的分析与解读。

第一节 微视野

微视野（microperimetry）是一种非损伤性视功能检查，其检查内容包括：

（1）局部视网膜功能检查，即在直视眼底的条件下，定量、定性地检测中心 40° 范围局部视网膜功能。

（2）注视点检查，即注视点的位置、稳定性、集中性等的检查。

微视野也可称为眼底相关的视野检查，因为它可在同一台仪器上完成眼底形态学和功能学的检查。通常，形态学检查如眼底摄像术，不能反映和定量评价视功能的质量；而功能学检查如传统视野检查，其精确性和重复性有限，不易发现微小暗点，并且经常忽略患者的固视状态，而这对于有黄斑疾病的低视力患者尤为重要。微视野则弥补了上述缺陷，它既是一台免散瞳数码眼底照相机，又是一台基于视网膜定位的电脑自动视野仪，并且也可以自定义刺激光斑的位置，其刺激光斑的最小间距可达到 0.1°。此外，它还可以进行注视点的检测，并且将检查结果叠加在眼底彩照上（见图 1-1-1~ 图 1-1-3）。因此，微视野检查可应用于各种眼底视网膜视神经疾病，尤其是主要累及黄斑的疾病。不仅如此，微视野仪还可以通过注视反馈进行固视训练，对低视力患者进行视觉康复。

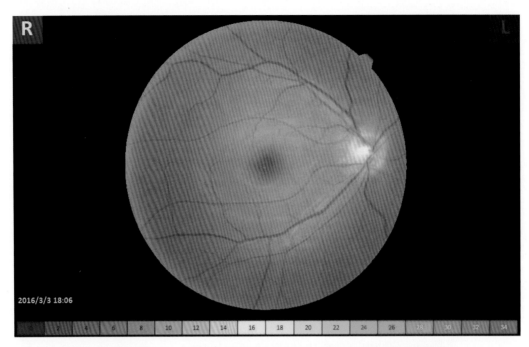

图1-1-1　MP-3微视野仪作为一台免散瞳数码眼底照相机，可以进行眼底彩照的拍摄

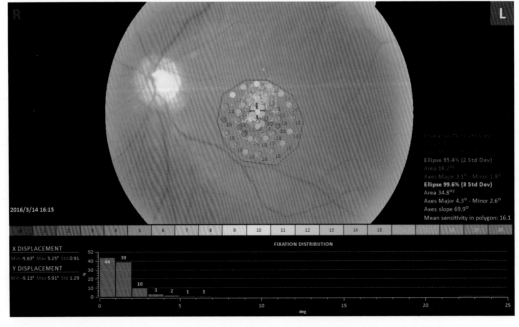

图1-1-2　MP-3微视野仪作为一台电脑自动视野仪，可以进行视野检查和注视点检测

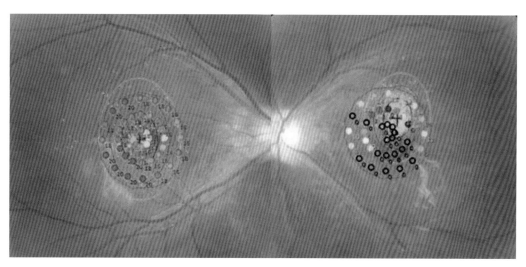

图1-1-3　MP-3微视野仪可以将检查结果叠加在眼底彩照上，形象而直观

　　目前市面上的微视野仪主要有 Maia、MP-1 和 MP-3 等，其中 MP-3 是在 MP-1 的基础上改进发展而来，它具有：①更高的刺激光强度。MP-1 最大为 400asb，而 MP-3 最大可达到 10000asb 的刺激光强度。越强的刺激光强度越可以帮助我们检测到真正的暗点，精细区分"盲点"与"低视敏度"。②更宽的阈值范围。MP-1 的阈值范围是 0~20dB，MP-3 的范围是 0~34dB，更大的敏感度阈值范围更有助于发现早期病变，即使患者视力尚未出现明显下降。它令检查更加精细，以便更精准地判断视网膜敏感度变化。③具有两种背景光亮度——4asb 和 31.4asb，可以针对性地检查视杆、视锥细胞的功能，真实反映视网膜状态。④3D 高速眼球自动追踪，更精准地自动对焦，全自动测量（见图 1-1-4）。⑤更高分辨率的彩色眼底照。MP-1 的分辨率为 150 万像素，MP-3 为 1200 万像素。⑥更快速有效的固视训练。根据微视野的检查结果，选择功能较好的视网膜区域，建立新的固视中心，利用患者更易识别的新的棋盘格闪烁光标，加强了固视训练效果。

　　MP-3 还弥补了 MP-1 的其他某些不足，如：①由更多参考区域自动匹配叠加，大大减少了微视野检查结果叠加在眼底彩照上时位置的偏差。②自动的屈光补偿减少了因屈光问题引起的偏差。③智能评估被检查者的平均视网膜阈值，智能设定起始检测阈值大小，减少总体检查时间。MP-3 也保留了 MP-1 的自动随访功能（见图 1-1-5）、个性化自定义检查功能（见图 1-1-6）和指定区域内平均视敏度值的测量（见图 1-1-2）。

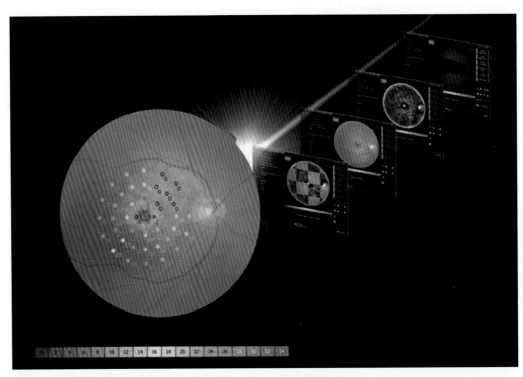

图1-1-4　MP-3微视野仪具有3D高速眼球自动追踪和自动对焦功能，高速追踪可保证精准定位，可重复性高便于随访，操作简便、快速可提高患者配合度

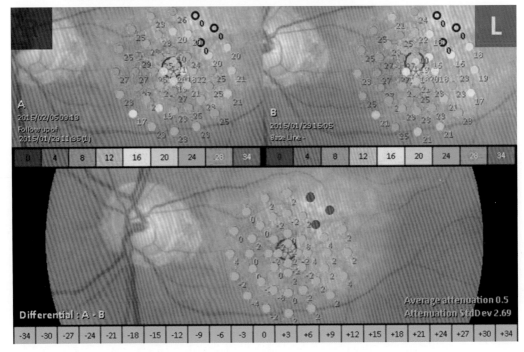

图1-1-5　MP-3微视野仪具有自动随访功能。自动匹配上一次检查范围，设置相同参数，减少测量误差，真实比较疾病进展或治疗前后变化

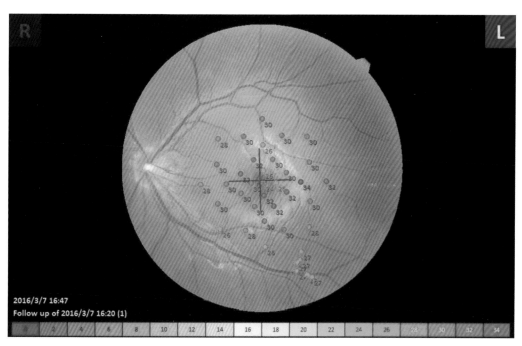

图1-1-6 MP-3微视野仪具有个性化定位检查功能。对于特殊患者，根据临床需要，对特定的病变部位在眼底图添加测试点，更可进行手动测量

此外，MP-1/MP-3 微视野与传统视野检查相比具有更精准的固视点检测，并根据注视点在中心 2° 和 4° 范围内的分布情况，自动判断被检测眼固视的稳定性（见表 1-1-1）。

表1-1-1 微视野检测固视稳定性判断标准

	中心2° 范围内注视点	中心4° 范围内注视点
稳定（stable）	＞75%	
相对不稳定（relative stable）	＜75%	＞75%
不稳定（unstable）		＜75%

第二节 OCT血管成像

OCT 血管成像的原理是基于这样一种概念，即在静止的眼球里，眼底唯一运动的结构是血管里流动的血细胞。对视网膜的同一横断面进行重复 B 扫描，然后通过特殊的计算方法产生静止性与活动性结构的对比，从而获得移动的血流信号，再据此进行血管结构的三维重建，以额状面（C-scan

或称 en face）的形式逐层呈现眼底视网膜和脉络膜的血管。NIDEK 的
AngioScan 系列采用的是复合差值法（complex difference）的算法，既考虑
了振幅的变化，又兼顾了相位的变化。它不仅可以分层显示视网膜血流，
而且可以对不同层次的血流用不同颜色表示（见图 1-2-1、图 1-2-2）。此
外，检查者可以根据临床的需要，选择不同的扫描模式或者不同的扫描范
围，还可以进行血流定量分析等。

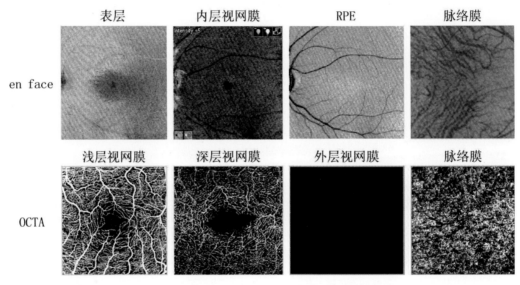

图1-2-1　en face OCT显示各层视网膜结构，OCTA则显示各层视网膜血流

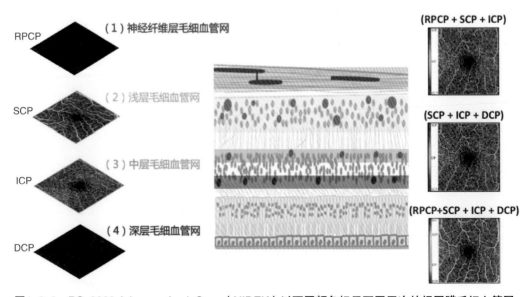

图1-2-2　RS-3000 Advance AngioScan（NIDEK）以不同颜色标示不同层次的视网膜毛细血管网

第三节 Overlay功能性多模影像平台

眼科检查的蓬勃发展给患者及医生既带来了诊疗的便利，也带来了一定的烦恼。一方面，患者频于辗转在各台设备前，进行着影像的和功能的各种检查；另一方面，医生也忙于穿梭在各台设备之间，收集、打印和书写各种检查报告。因此一个多模影像与功能的整合平台，无论对患者还是医生都非常重要。它不仅可以方便本来就视力不佳的患者做检查，而且可以提高医生的工作效率。NIDEK Overlay 正是提供了这样一个平台，它可以同时展示彩照、结构 OCT、血流 OCT 等影像学检查和微视野等功能学检查的结果，并且可将功能结果叠加到多模影像上，打印在同一张报告上，内容丰富，信息全面，有利于医生更深入、多角度地了解疾病的病理生理和转归（见图 1-3-1、图 1-3-2）。

多模影像技术在各种眼底病的诊断方面正起着越来越重要的作用，而微视野目前主要应用于视网膜黄斑疾病患者的视功能检查、治疗方案选择、

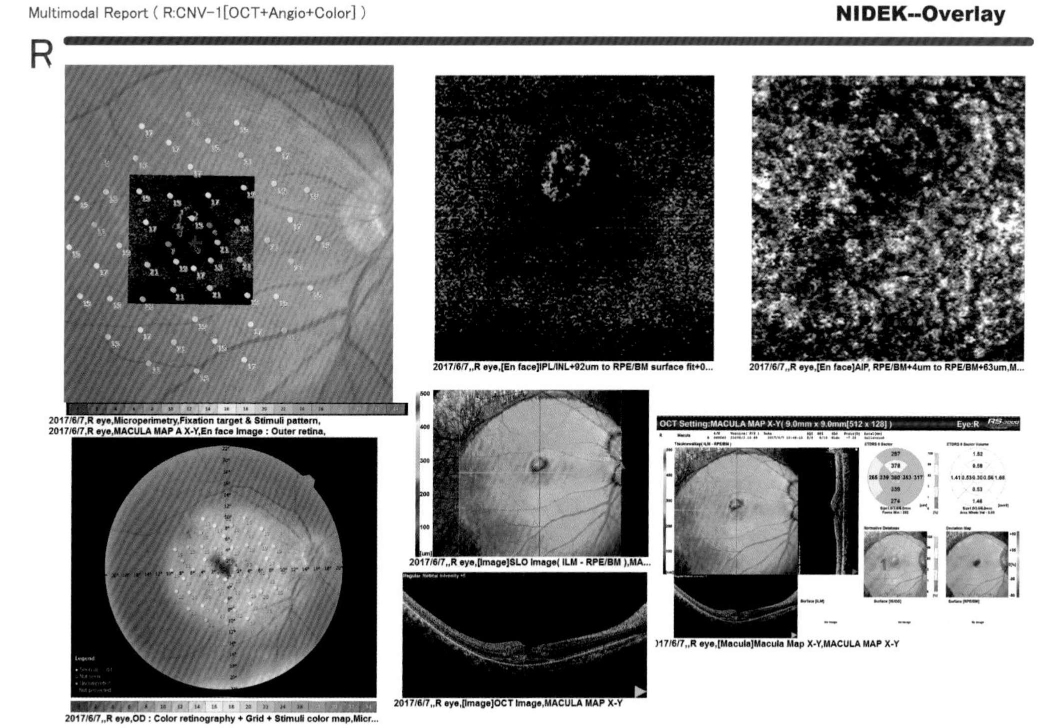

图1-3-1 NIDEK Overlay功能性多模影像报告，包含了多模眼底影像和功能检查的结果。微视野检查结果直接叠加在彩照甚至OCTA上，形象而直观

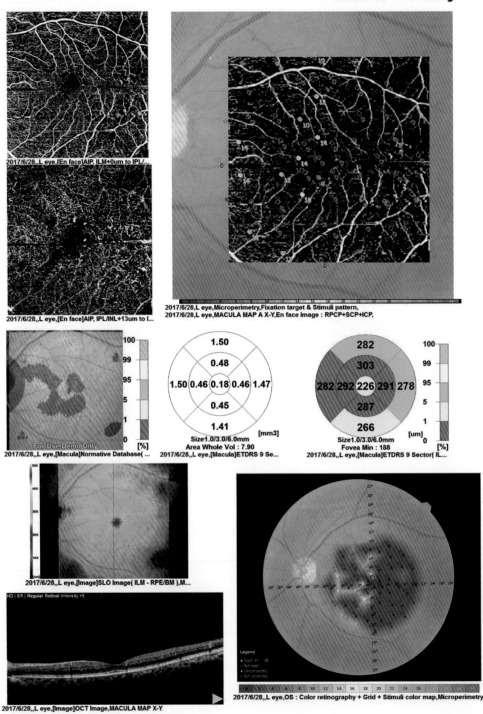

图1-3-2　NIDEK Overlay功能性多模影像报告，包含了眼底彩照、OCT、黄斑厚度地形图、OCTA等形态学检查结果和以微视野为代表的功能学检查结果，更是把微视野检查结果叠加在彩照甚至OCTA上

治疗效果评估以及视力预后判断等，本书后续章节将列举常见的黄斑病变如中心性浆液性脉络膜视网膜病变、年龄相关性黄斑变性、各种原因引起的黄斑水肿、各种原因引起的脉络膜新生血管、病理性近视黄斑病变、黄斑裂孔、黄斑前膜、外伤性黄斑损伤、遗传性黄斑病变或黄斑营养不良以及肿瘤等病例，通过对多模影像和微视野检查结果的综合分析和解读，了解功能性多模影像平台和 Overlay 整合报告的实际应用及其临床价值。

第二章 黄斑病变

第一节 中心性浆液性脉络膜视网膜病变

中心性浆液性脉络膜视网膜病变（central serous chorioretinopathy，CSC），简称"中浆"，是临床常见的眼底病之一，多见于中青年男性，表现为突然的中心视力下降、视物变暗、变小或变形。虽然确切病因还不清楚，但目前一致认为是脉络膜血管扩张、高渗漏，视网膜色素上皮（retinal pigment epithelium，RPE）功能失调，屏障功能受损，液体进入色素上皮和/或神经感觉层下，导致色素上皮和/或神经感觉层脱离。病变多发生在黄斑区或者后极部，精神紧张和过度疲劳等是常见的诱因，主要和内源性或外源性类固醇激素水平有关。

过去认为该病视力预后良好，因为它有一定的自限性，大多能在 3~6 个月内自行恢复。但是也易复发，多次反复后可导致视功能不可逆性损害，尤其是老年、慢性（病程超过 6 个月）中浆患者，甚至可以继发脉络膜新生血管。

现代眼底影像技术对中浆的诊断具有重要的意义，譬如眼底荧光血管造影（fundus fluorescein angiography，FFA）可以显示色素上皮屏障功能的受损、活动性的渗漏；吲哚菁绿血管造影（indocyanine green angiography，ICGA）可以显示脉络膜血管的扩张和高通透性；OCT 可以显示色素上皮及神经感觉层下的积液；最新的 OCTA 可以揭示传统影像技术未能发现的继发的脉络膜新生血管（choroidal neovascularization，CNV）；微视野更能有效地判断病变不同阶段患眼的视功能。

病例 2-1-1

男性，50 岁，VA OD: 1.0，VA OS: 0.8。

主诉：左眼视物发暗、视力下降 1 月。

诊断：左眼 CSC。

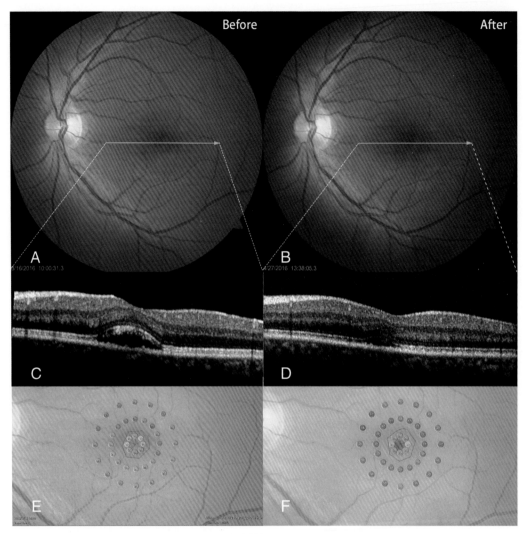

图2-1-1　初诊时的左眼眼底彩照（A）、OCT（C）和微视野数字图（E），治疗后的眼底彩照
　　　　（B）、OCT（D）和微视野数字图（F）

病例分析与影像解读：

这是一名中年男性患者，左眼出现视物发暗的症状，眼底检查仅仅发现黄斑区色素的轻度改变（见图 2-1-1A）；OCT 检查显示黄斑区视网膜浆液性脱离（见图 2-1-1C），未见出血和渗出；微视野的检查显示该区的视网膜敏感度略微下降（见图 2-1-1E）。该患者被诊断为左眼 CSC，予以螺内酯、沃丽汀治疗 1 月后复诊，视网膜下积液明显吸收（见图 2-1-1D），微视野检查黄斑区的视网膜敏感度略有提高（见图 2-1-1F）。

Tips 中心性浆液性脉络膜视网膜病变往往引起黄斑区色素上皮和视网膜神经感觉层的浆液性脱离，而使患者出现视觉上的异常。但是早期CSC患者的微视野检查仅仅显示浆液性脱离区域视网膜敏感度的轻微下降，视网膜下液吸收，敏感度回升。

螺内酯，又名安体舒通，英文名Spironolactone。它并不是什么新药，已有30多年的历史，螺内酯与醛固酮受体有很强的亲和力，能与受体结合，但无内在活性，故有竞争性拮抗醛固酮的作用。既往多用此药利尿、降血压，目前有利用此药降低脉络膜血管的高通透性治疗CSC的临床应用，部分患者获得良好的效果。

病例 2-1-2

女性，47岁，VA OD: 0.5，VA OS: 1.0。

主诉： 右眼视力模糊1年。

诊断： 右眼CSC。

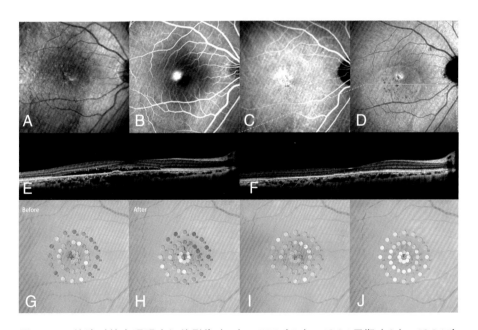

图2-1-2 就诊时的右眼眼底红外影像（A）、FFA（B）、ICGA早期（C）、ICGA晚期（D），PDT治疗前OCT（E）和治疗后OCT（F），PDT治疗前微视野数字图MP-1模式（G）和MP-3模式（H），PDT治疗后的微视野数字图MP-1模式（I）、MP-3模式（J）

病例分析与影像解读：

患者1年前即被外院诊断为右眼 CSC，来我院就诊时多模影像显示典型的 CSC 表现，如自发荧光（autofluovescence, AF）可见下行束，红外影像可以看到相应区域的色素上皮改变（见图 2-1-2A），FFA 可见墨汁样的渗漏点（见图 2-1-2B），ICGA 可见脉络膜血管的扩张和高通透性（见图 2-1-2C、2-1-2D），OCT 可见视网膜下积液及小的色素上皮脱离（pigment epithelial detachment, PED）（见图 2-1-2E），且有脉络膜增厚。光动力治疗（photodynamic therapy，PDT）后1月右眼视力仍然为 0.5，OCT 检查显示视网膜下液完全消退，PED 变小，脉络膜厚度也明显变薄（见图 2-1-2F）。微视野 MP-3 模式显示视网膜平均光敏感度从治疗前的 13.2dB 提高到 17.6dB。

Tips　患者 PDT 治疗后的中心视力未见明显提高，但微视野检查可见视网膜光敏度明显好转。有趣的是黄斑中心凹之鼻侧视网膜敏感度的恢复明显好于颞侧（见图2-1-2G、I），OCT影像显示鼻侧外层视网膜结构良好，而颞侧外层结构（外颗粒层和椭圆体带）已经出现萎缩（见图2-1-2F，红色箭头）。所以结构与功能检查的结合可以帮助我们更准确地分析疾病病理和转归。

病例 2-1-3

女性，36 岁，VA OD: 0.3，VA OS: 1.0。
主诉： 右眼视力下降半年。
诊断： 右眼 CSC。

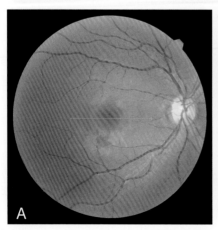
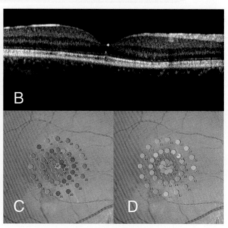

图2-1-3　PDT治疗后的右眼眼底彩照（A）、OCT（B）、微视野数字图MP-1模式（C）和MP-3模式（D）

病例分析与影像解读：

此患者右眼被诊断为 CSC 并保守治疗半年之久，始终存在视网膜下积液，经过 PDT 治疗后视网膜下液迅速消退（见图 2-1-3A、B），视力恢复到 0.8。微视野检查无论是 MP-1 模式还是 MP-3 模式均显示患者黄斑区视功能良好且固视稳定而集中（见图 2-1-3C、D）。

Tips　PDT 目前被认为是治疗 CSC、快速消退视网膜下积液的有效手段。不同于传统的热激光，PDT 不会造成视网膜热损伤，不会损伤视功能而形成盲点，微视野检查证实了这一点。

病例 2-1-4

男性，40 岁，BCVA OD: 0.6，BCVA OS: 1.0。

主诉：右眼视力卜降伴视物变形 3 年。

诊断：右眼 CSC。

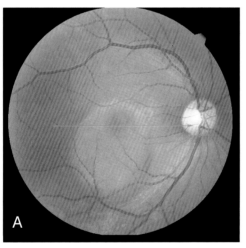
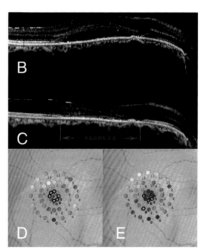

图2-1-4　右眼眼底彩照（A）、治疗前OCT（B）、治疗后OCT（C）、微视野数字图MP-1模式（D）和MP-3模式（E）

病例分析与影像解读：

此患者的病程较长，达 3 年之久，眼底可以看到黄斑区浆液性视网膜脱离和由于重力作用积液向下延伸的迹象（见图 2-1-4A）。OCT 显示超厚的脉络膜和视网膜下积液（见图 2-1-4B），PDT 治疗后视网膜下液完全吸收（见图 2-1-4C）。值得注意的是，此患者治疗之前的微视野检查就显示存在绝对盲点（见图 2-1-4D、E），对应的 OCT 显示该处的外层视网膜萎缩。

　　单纯的视网膜神经感觉层脱离一般不会造成绝对盲点，所以CSC患者如果出现绝对盲点，一要考虑是否继发脉络膜新生血管，二要考虑是否存在视网膜外层结构的萎缩。

病例 2-1-5

　　女性，44 岁，BCVA OS: 0.05。

　　主诉：左眼视力下降 1 年。

　　诊断：左眼慢性 CSC。

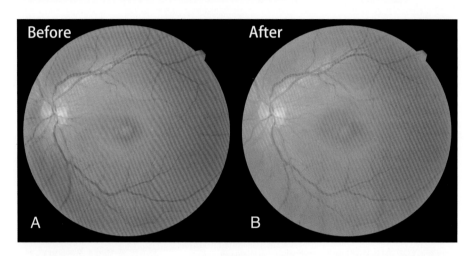

Multimodal Report（L:CNV-1[OCT+Angio+Color]）

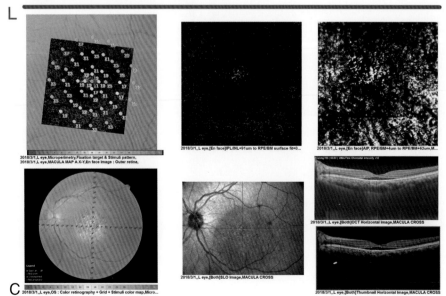

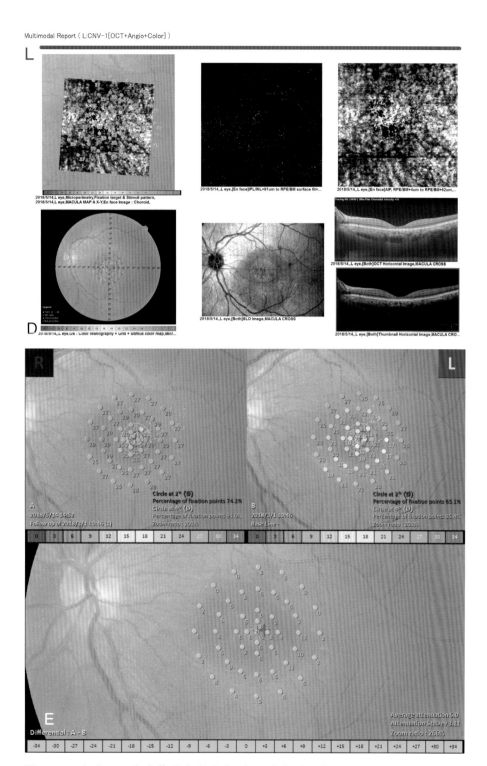

图2-1-5 左眼PDT治疗前眼底彩照（A）、治疗后眼底彩照（B）、PDT治疗前
　　　　Overlay功能性多模影像报告（C）、治疗后Overlay功能性多模影像报告
　　　　（D）以及PDT前后微视野对比图（E）

病例分析与影像解读:

患者左眼CSC病史1年,黄斑部可见近2PD视网膜感觉神经层脱离区(见图2-1-5A);PDT治疗后1个月,黄斑部感觉神经层复位(见图2-1-5B)。

Overlay功能性多模影像报告显示PDT治疗前B扫描可见黄斑部感觉神经层脱离(见图2-1-5C右下),微视野检查黄斑部感觉神经层脱离区视敏度不同程度下降(见图2-1-5C左下,黄色数字标识为中度下降);OCTA脉络膜层成像可见大范围的、明显的血流信号下降区域(见图2-1-5C右上);血流及微视野整合图可见脉络膜血流下降区大于视敏度下降区(见图2-1-5C左上)。PDT治疗后B扫描可见黄斑部感觉神经层脱离复位(见图2-1-5D右下),微视野检查黄斑中央0.5PD范围视敏度低,其余部位视敏度恢复正常(见图2-1-5D左下);OCTA脉络膜层成像可见脉络膜血流信号大部分恢复(见图2-1-5D右上);血流及微视野整合图可见脉络膜仍存在低血流信号区,而该区域对应的视敏度多已恢复正常(见图2-1-5D左上)。

微视野检查对比图(见图2-1-5E):患者PDT治疗后1个月,黄斑部视敏度(见图2-1-5E左上)比治疗前(见图2-1-5E右上)明显改善(见图2-1-5E下);同时,患者固视更为集中,2°以内固视率由65.1%提升至74.2%。

Tips
在此病例的治疗随访中,通过一张Overlay功能性多模影像报告,不但可以观察到CSC视网膜感觉神经层复位、脉络膜血流改善,还可以观测到病变部位光敏度的改善。治疗后患者固视更集中,视功能改善。Overlay功能平台可以把黄斑形态和功能对位整合在一起,简化融合多种检查,为临床提供了更丰富的信息。

病例 2-1-6

男性,38岁,VA OD:0.8,VA OS:0.3。
主诉: 左眼视力下降3年。
诊断: 左眼陈旧性CSC。

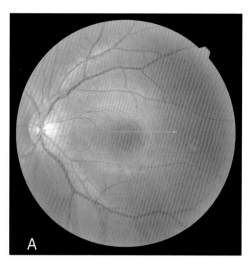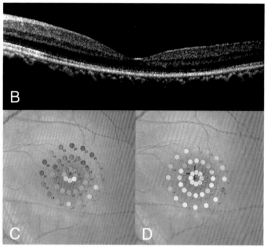

图2-1-6 左眼底彩照（A）、OCT（B）、微视野数字图MP-1模式（C）和MP-3模式（D）

病例分析与影像解读：

患者为青年男性，3年前即被诊断为CSC，之后曾多次发作，视力也逐步下降，就诊时视网膜下并无积液，但是视力只有0.3，矫正无法提高。OCT检查可以看到黄斑区的外层视网膜结构受损，椭圆体带不连续，色素上皮条带的反射性减弱（见图2-1-6B），微视野检查显示黄斑局部视网膜的光敏感性有轻度下降（见图2-1-6C、D）。

Tips 　　虽然CSC一直被认为好发于青年男性且视力预后良好，但反复发作的患者视力往往会有一定程度的下降，这很可能是由于反复视网膜下积液，外层视网膜如视细胞和RPE受损所致。OCT和微视野检查的联合使用可以客观评估患者视网膜结构与功能的对应性。

病例 2-1-7

男性，65岁，BCVA OD: 0.6，BCVA OS: 0.06。
主诉：左眼视力下降伴扭曲变性2月。
诊断：左眼CNV，双眼慢性CSC。

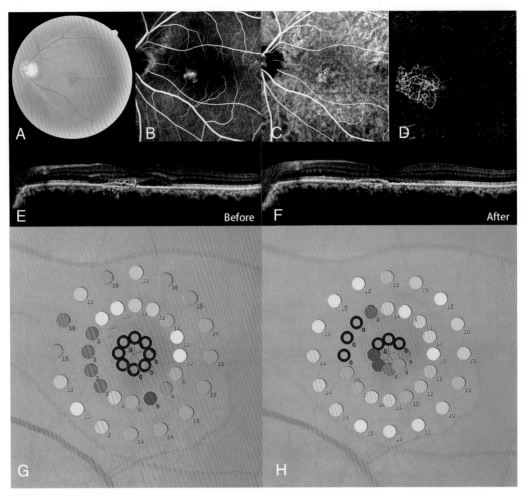

图2-1-7 左眼眼底彩照（A）、FFA（B）、ICGA（C）和OCTA（D），抗VEGF治疗前OCT
（E）、治疗后OCT（F），微视野数字图MP-1模式（G）和MP-3模式（H）

病例分析与影像解读:

　　患者30年前就被诊断为CSC，之后也是多次发作。此次发病OCT检查发现右眼除了有脉络膜增厚、视网膜下积液，还出现扁平不规则的色素上皮脱离（flat ivregular FED, FIPED）（见图2-1-7E），双眼FFA显示多灶色素上皮损坏且伴活动性渗漏，ICGA显示脉络膜血管扩张、高通透性以及黄斑中心之鼻侧的高荧光渗漏病灶（见图2-1-7B、C），OCTA检查揭示该病灶有血流信号证实为CNV（见图2-1-7D）。该患者接受了每月1次共3次的抗血管内皮生长因子（vascular endothelial growth factor, VEGF）治疗，治疗后视网膜下液明显消退，病灶明显萎缩（见图2-1-7F），中心视力也恢复到了 0.25，但是始终感觉存在旁中心暗点。微视野检查发现 CNV 所在之处视网膜阈值明显下降并存在绝对盲点（见图 2-1-7G、H）。

Tips　　老年慢性CSC患者可以继发CNV，而OCT上出现FIPED、微视野中出现绝对盲点均预示着可能存在CNV的生长。

病例 2-1-8

男性，63 岁，BCVA OD: 0.5，BCVA OS: 0.15。

主诉：左眼视力逐步下降 5 年，视物变形 3 个月。

诊断：左眼慢性 CSC，继发 CNV。

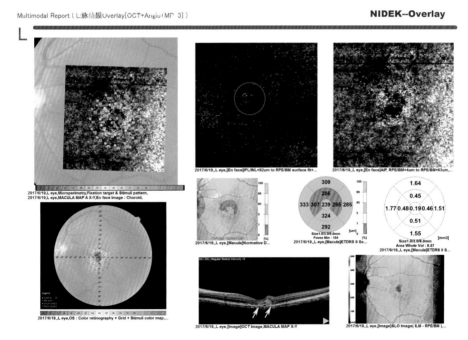

图2-1-8　左眼的眼底彩照、微视野、OCT及OCTA叠加的Overlay功能性多模影像报告

病例分析与影像解读：

患者 5 年前即被诊断为 CSC，有反复发作的病史，近 3 个月又出现视物变形。OCT 显示视网膜下有中等反射信号病灶（见图 2-1-8 下中，黄色箭头），微视野显示局部视网膜出现盲点，OCTA 显示对应的外层视网膜出现血流信号（见图 2-1-8 上中，红色圆圈），脉络膜毛细血管层面可以看

到部分血管闭塞而邻近血管代偿性扩张。所以可以判断此患者为慢性 CSC 并继发了 CNV 的生长。

> **Tips** 老年、慢性CSC患者要特别注意继发CNV的可能，微视野可以发现局部盲点的出现，OCTA则可以在不注射造影剂的前提下观察到外层视网膜出现异常的血流信号。结构学和功能学叠加整合报告可以让我们迅速了解疾病的真相。

病例 2-1-9

女性，60 岁，VA OD: 1.0，VA OS: 0.8。

主诉：左眼视物模糊 3 个月。

诊断：左眼 CSC。

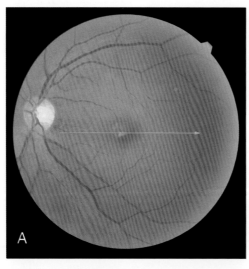
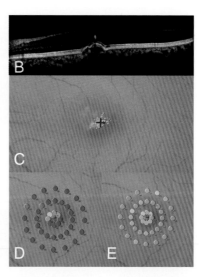

图2-1-9　左眼眼底彩照（A）、EDI OCT（B）、微视野固视图（C）、微视野数字图 MP-1模式（D）和MP-3模式（E）

病例分析与影像解读：

患者为老年女性，并非 CSC 的高发年龄和性别，但是 EDI OCT 显示与其年龄不符的非常厚的脉络膜，为脉络膜血管扩张、高通透性所致，此为 CSC 的病理特点。患者黄斑区仅有两个小的 PED（见图 2-1-9A、B），固视非常稳定（见图 2-1-9C），视敏感度也仅有轻微的下降。值得注意的是由于 MP-3 模式的刺激光强度和敏感度阈值范围比 MP-1 模式更大，所以 MP-3 模式中黄斑区的视敏度应该更真实（见图 2-1-9E），但是这种视敏度的下降使用 MP-1 的设置进行测量更直观（见图 2-1-9D），可以测量前在 MP-3 设备上设置成 MP-1 模式。

Tips 湿性年龄相关性黄斑变性和CSC患者在微视野检查上最大的区别在于：单纯CSC患者的固视稳定性非常好且不会出现盲点，而年龄相关性黄斑变性患者可以出现盲点并固视稳定性差。

第二节　年龄相关性黄斑变性

年龄相关性黄斑变性(age-related macular degeneration, AMD)是发达国家 50 岁以上人群主要的致盲眼病之一，是黄斑结构的衰老性改变，RPE 对视细胞外节盘膜吞噬消化能力下降，未被完全消化的盘膜残余小体潴留于基底部细胞质中，并向细胞外排出，沉积于玻璃膜（Bruch's membrane, BM），形成玻璃膜疣，即为干性的 AMD；如果 Bruch 膜再断裂，脉络膜毛细血管通过破裂的 Bruch 膜进入 RPE 下及视网膜感觉神经层下，形成 CNV，即为湿性 AMD。由于 CNV 的结构异常，非常脆弱，容易渗漏、破裂和出血，进而导致患者的中心视力明显下降。

干性 AMD 患者早期视功能损伤小，但一旦发生地图样萎缩（geographic atrophy, GA），视功能便明显受损；而湿性 AMD 由于 CNV 的生长及出血渗出对视细胞的影响，视功能也是明显受损，往往出现绝对盲点。

病例 2-2-1

女性，65 岁，BCVA OD: 0.2，BCVA OS: 0.4。
主诉：右眼视力逐步下降 3 个月。
诊断：右眼干性 AMD。

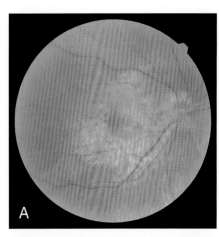
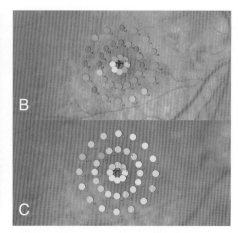

图2-2-1 右眼眼底彩照（A）、微视野数字图MP-1模式（B）和MP-3模式（C）

病例分析与影像解读：

患者为老年女性，眼底可见色素的轻度改变和玻璃膜疣，未见出血和渗出（见图2-2-1A），所以是干性AMD，微视野检查显示玻璃膜疣处局部视网膜敏感度有轻度的下降，这种变化使用MP-1模式的设置能更直观地观察，可以测量前在MP-3设备上设置成MP-1模式（见图2-2-1B、C）。

病例 2-2-2

男性，66岁，BCVA OD：1.0，BCVA OS：1.0。
主诉：自觉双眼视力模糊1个月。
诊断：双眼干性AMD。

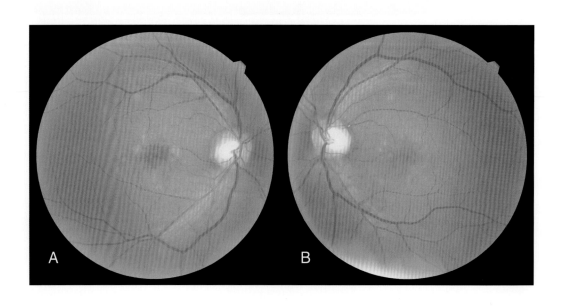

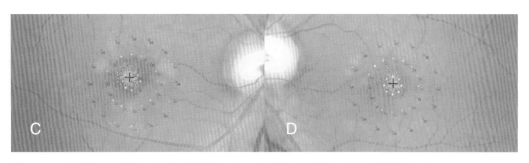

图2-2-2 右眼眼底彩照（A）和微视野（C），左眼眼底彩照（B）和微视野（D）

病例分析与影像解读：

患者为老年男性，眼底后极部可见色素改变和多个玻璃膜疣，没有出血、渗出或水肿（见图 2-2-2A、B），所以也是干性 AMD，微视野检查显示玻璃膜疣处局部视网膜敏感度轻度下降、固视稳定而集中（见图 2-2-2C、D）。

> **Tips**
>
> 病例2-2-1和2-2-2均为干性AMD，因为没有发生脉络膜新生血管也没有发生地图样萎缩，所以微视野检查仅仅显示局部视网膜敏感性轻度的下降，而无绝对盲点，固视也非常稳定。

病例 2-2-3

男性，71 岁，BCVA OD: 0.3，BCVA OS: 0.12。
主诉：双眼视力逐步下降 6 年。
诊断：双眼干性 AMD。

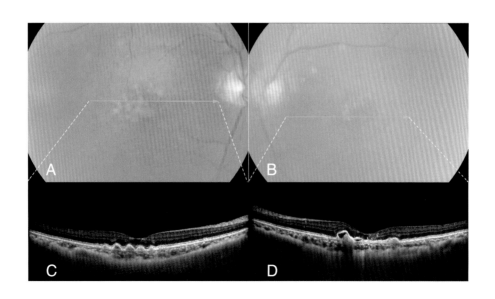

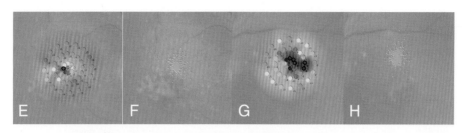

图2-2-3 右眼眼底彩照（A）、OCT（C）、微视野地形图MP-1模式（E）、微视野
固视图MP-1模式（F），左眼眼底彩照（B）、OCT（D）、微视野地形图
MP-1模式（G）和微视野固视图MP-1模式（H）

病例分析与影像解读：

　　患者为双眼干性AMD，眼底后极部可见较多黄色的软性玻璃膜疣
（见图2-2-3A、B），OCT中软性玻璃膜疣表现为一个个小丘样的色素上皮
隆起，其下有中等反射信号的物质（见图2-2-3C），左眼黄斑中心凹处外
层视网膜有萎缩（见图2-2-3D），所以中心视力比右眼差。微视野检查也
发现左眼的黄斑局部视功能比右眼差，存在相对比较大的盲区，因此其固
视点也远离中心凹（见图2-2-3E、F、G、H）。

> **Tips**　　同样是干性AMD，此患者的外层视网膜已经发生萎缩，
> 所以局部视网膜功能明显下降，出现绝对盲点，并且固视点
> 也随之发生了偏移。右眼萎缩范围小，固视点偏移不明显，视力相
> 对略好；左眼萎缩范围大，固视点偏离中心较远，视力也更差。

病例 2-2-4

　　男性，73岁，BCVA OD: 0.1，BCVA OS: 0.15。

主诉：双眼黄斑变性病史7年。

诊断：右眼地图样萎缩，双眼干性AMD。

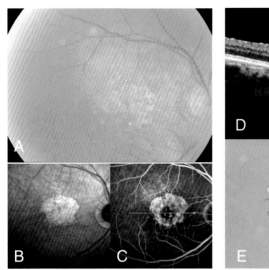
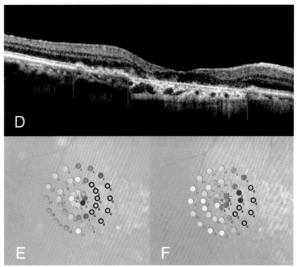

图2-2-4 右眼眼底彩照（A）、红外影像（B）、FFA（C）、OCT（D）、微视野数字图MP-1模式（E）和MP-3模式（F）

病例分析与影像解读：

　　患者早在 7 年前就被诊断为双眼 AMD，在此展示的右眼眼底彩照可以看到黄斑区地图样萎缩（见图 2-2-4A）。因为是外层视网膜的病变，所以眼底红外影像更加明显（见图 2-2-4B）。FFA 显示萎缩区域晚期荧光染色，边界清晰（见图 2-2-4C）。OCT 显示黄斑中心及其鼻侧外层视网膜包括 RPE 明显萎缩，下方脉络膜组织的光反射增强，但其颞侧即便 RPE 也有损害出现锯齿样的隆起，但并未发生完全萎缩（见图 2-2-4D）。微视野检查发现，萎缩与未萎缩区域视网膜光敏感性截然不同（见图 2-2-4E、F）。

Tips　　正常结构视网膜功能完全正常（见图2-2-4D，区域1），未完全萎缩区域视网膜功能尚存（见图2-2-4D，区域2），萎缩区域微视野显示绝对的盲点（见图2-2-4D，区域3），说明微视野检查结果与外层视网膜结构的好坏有非常好的对应性。但一旦发生地图样的外层视网膜萎缩，视网膜功能就会遭到不可逆的损害。有意思的是，MP-3模式检查显示的绝对盲点比MP-1模式的少，这是因为MP-3模式使用的刺激光强度更强所致。

病例 2-2-5

男性，61 岁，BCVA OD: 0.2，BCVA OS: 0.3。

主诉：双眼视力下降 3 年。

诊断：双眼干性 AMD，双眼地图样萎缩。

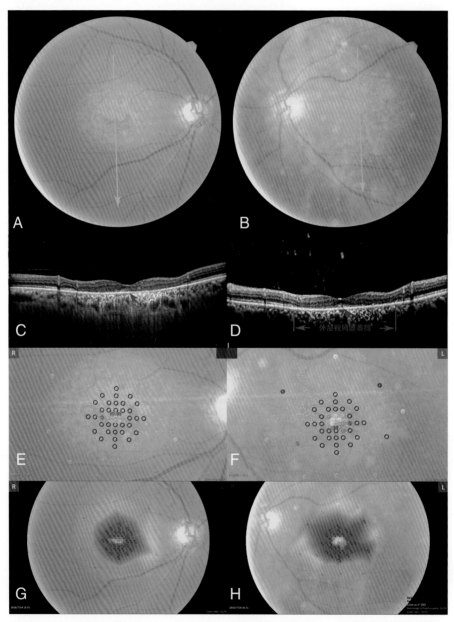

图2-2-5　右眼眼底彩照（A）、OCT（C）、微视野数字图（E）、微视野地形图（G），
　　　　　左眼眼底彩照（B）、OCT（D）、微视野数字图（F）、微视野地形图（H）

病例分析与影像解读：

患者为老年男性，双眼视力下降。眼底彩照显示双眼黄斑区萎缩及脱色素（见图 2-2-5A、B）。OCT 显示双眼黄斑萎缩区椭圆体及肌样体的光反射条带消失，外界膜破坏，PRE 萎缩，但在中心凹仍残留少量的外层结构（见图 2-2-5C、D 红色箭头）。微视野显示双眼光敏感度在黄斑区有不同程度下降，萎缩区几乎全部丧失（数值为 0dB），但黄斑中心凹存在着低视敏感度（数值为 2~14dB）（见图 2-2-5E、F），由此说明黄斑中心凹残留的部分外层组织维持着患者极其宝贵的视功能，在黄斑部萎缩灶以外患者拥有较好的视敏感度区域。由微视野地形图可见，黄斑中心 1.5° 左右黄色区域视敏度低，这一区域支撑患者 0.2~0.3 的视力，中心凹外红色区域视敏度为 0dB，为无视功能区，向外逐渐过渡为黄色（低视敏度）和绿色（正常视敏度）（见图 2-2-5G、H）。

Tips

患者双眼黄斑部 RPE 萎缩区基本对称。而微视野检查左眼视敏度下降区域明显大于右眼，表明左眼视网膜外层结构受损范围大于右眼。通过对黄斑中心视敏度阈值及其色彩标识的定位及定量测定，可判断黄斑中心凹视功能是否进一步下降。利用 MP-3 微视野色彩标识地形图，在随访中可定位测量并观察视敏度数值变化，可判断黄斑萎缩程度及视功能受损范围是否扩大。微视野检查可为随访黄斑萎缩区域是否扩大及视功能变化提供形态及功能的基线数据。

病例 2-2-6

女性，69 岁，BCVA OD: 0.5，BCVA OS: 0.6。
主诉： 右眼视物变形、旁中心暗点 1 个月。
诊断： 右眼湿性 AMD。

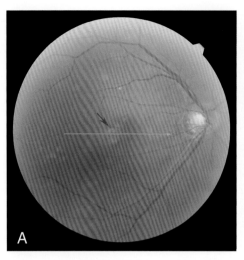
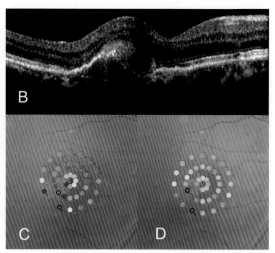

图2-2-6　右眼眼底彩照（A）、OCT（B）、微视野数字图MP-1模式（C）和MP-3模式（D）

病例分析与影像解读：

　　患者为老年女性，右眼出现视物扭曲变形和旁中心暗点等症状，眼底检查可以看到黄斑颞侧多个玻璃膜疣和黄斑区脉络膜新生血管（CNV）病灶（见图 2-2-6A，红色箭头），湿性 AMD 诊断明确。不过患者依然有 0.5 的视力，从 OCT 检查可以发现病灶并未累及黄斑中心凹（见图 2-2-6B），所以此处视网膜功能尚存，而 CNV 所在的部位则出现绝对盲点（见图 2-2-6C、D）。

Tips　　此患者的微视野检查完美地解读了视功能与视网膜结构的相关性，新生血管所在的部位往往造成视网膜功能的严重损害，甚至出现绝对盲点，而视网膜出血、渗出、水肿以及浆液性的PED通常不会造成绝对盲点。

病例 2-2-7

　　女性，65 岁，BCVA OD: 0.15，BCVA OS: 0.5。
　　主诉：右眼视力下降半年。
　　诊断：右眼湿性 AMD。

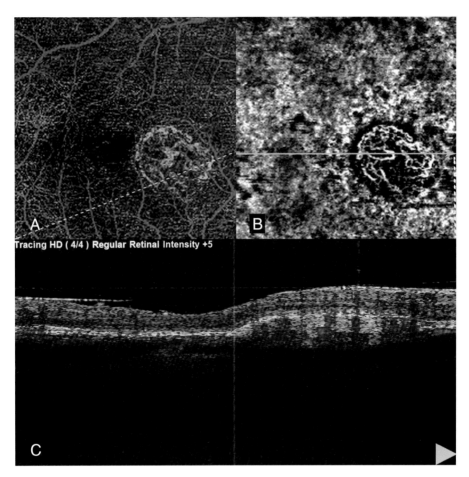

图2-2-7　右眼OCTA彩色标记图（A）、自定义RPE与玻璃膜之间的OCTA（B）以及
叠加血流信号的B扫描断层影像（C）

病例分析与影像解读：

　　患者为湿性 AMD，彩色标记的 OCTA 显示深层视网膜存在由黄色标记的异常血流信号（见图 2-2-7A），并且自定义观察层面的 OCTA（见图 2-2-7B）和 B 扫描断层影像（见图 2-2-7C）显示病灶位于 RPE 与玻璃膜之间，即 1 型 CNV。

> **Tips**　　FFA和ICGA曾经是判断湿性AMD的重要手段，但是如今OCTA可以快速、非创伤性地检测CNV的存在与否，并且可以判断CNV的类型，几乎可以替代传统造影检查。

病例 2-2-8

男性，84 岁，BCVA OD: 0.01，BCVA OS: 0.25。

主诉：右眼视力视力下降半年。

诊断：右眼息肉样脉络膜血管病变（polypoidal choroidal vasculopathy, PCV）。

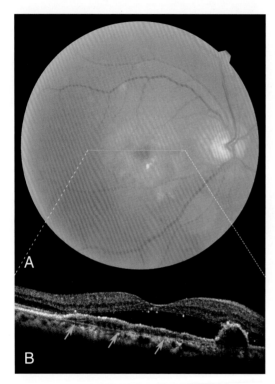
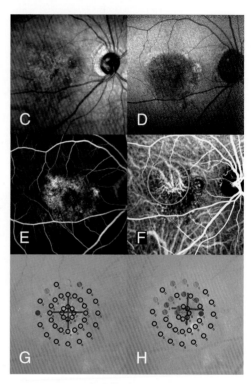

图2-2-8　右眼眼底彩照（A）、OCT（B）、红外影像（C）、自发荧光（D）、FFA（E）、ICGA（F）、微视野数字图MP-1模式（G）和MP-3模式（H）

病例分析与影像解读：

患者为老年男性，多模影像显示其右眼具有典型的 PCV 表现，如 OCT 中的双层征（见图 2-2-8B，绿色箭头）和高高突起的色素上皮（见图 2-2-8B，红色箭头），ICGA 中可见分支状的血管网（见图 2-2-8F，绿色圆圈）和息肉样的病灶（见图 2-2-8F，红色圆圈）。此患者的视力很差，微视野 MP-1 模式检查发现患者中心 4° 范围内全部是绝对的盲点，却依然可以看到较多固视点落在这个区域里（见图 2-2-8G），而 MP-3 模式检查发现其实在此区域内，依然存在一些低视敏度的点（见图 2-2-8H），这是因为 MP-3 模式最大可达到 10000asb 的刺激光强度，所以越大的刺激光强度，越能帮助我们检测到真正的暗点。

> **Tips**　　我们对于PCV的认识一直在不断更新，目前大多数眼底病专家认为它应该是一种具有特殊新生血管形态的湿性AMD，其形态的特殊性表现在有比较粗大的分支状血管网（branch rasudar network, BVN）、末端有瘤样的膨隆即息肉样病灶（polyps）。但这些来源于脉络膜的异常血管大多已突破玻璃膜长到了色素上皮的下面，如BVN造成扁平不规则的色素上皮脱离（FIPED），polyps造成高高尖尖的PED。此PCV患者的眼底并未看到大量的出血，只是有PED和视网膜下积液，但是由于病程较长，色素上皮和视细胞遭到了损坏，所以患者的视力较差，而微视野可以更正确、客观地评估患者的视功能。

病例 2-2-9

男性，65 岁，BCVA OD: 0.2。
主诉： 右眼视力下降。
诊断： 右眼 PCV。

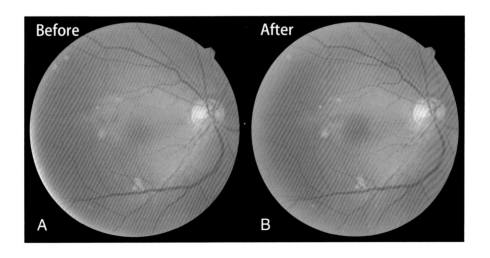

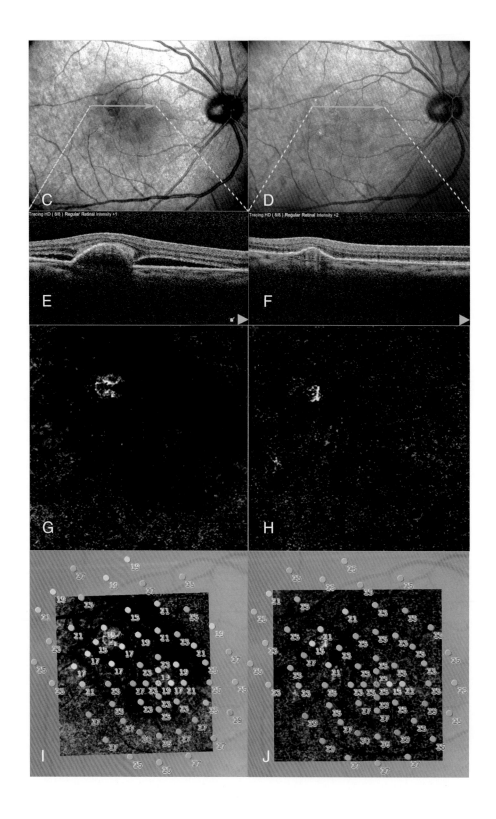

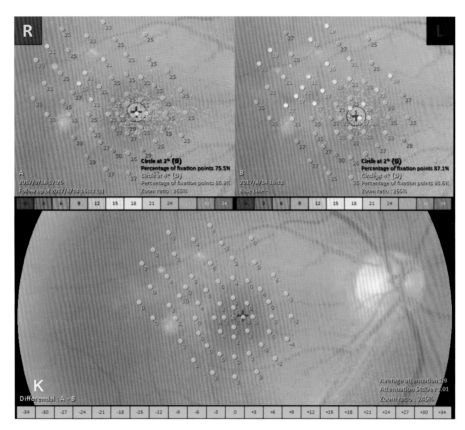

图2-2-9 右眼眼底彩照（A）、红外影像（C）、OCT（E）、OCTA视网膜无血管层（G）及Overlay影像（I），抗VEGF治疗后1个月右眼眼底彩照（B）、红外影像（D）、OCT（F）、OCTA视网膜无血管层（H）及Overlay影像（J），右眼抗VEGF治疗前后微视野对比图（K）

病例分析与图像解读：

治疗前右眼黄斑颞上视网膜下橘红色病变，伴出血、水肿（见图2-2-9A）。红外影像及OCT检查显示右眼PCV伴黄斑中心神经感觉层脱离（见图2-2-9C、E）。OCTA检查视网膜无血管层可见PCV息肉病灶中粗大血管（见图2-2-9G）。Overlay影像显示OCTA成像黄斑颞上PCV的息肉状病灶呈现异常血管网，对位的微视野检查提示PCV病灶及神经感觉层脱离区视敏度下降（见图2-2-9I）。

抗VEGF治疗后1个月，右眼黄斑颞上PCV隆起病灶消退，出血大部吸收（见图2-2-9B）。红外影像及OCT检查可见右眼PCV的息肉状病灶消退，黄斑中心神经感觉层复位（见图2-2-9D、F）。OCTA视网膜无血管层显示PCV息肉状病灶血流信号比治疗前明显缩小（见图2-2-9H）。Overlay

影像中，OCTA 显示黄斑颞上 PCV 血管消退区，该区域微视野检查视敏度大部分恢复正常（见图 2-2-9J）。MP-3 微视野随访检查显示抗 VEGF 治疗后（见图 K 左上）比抗 VEGF 治疗前（见图 2-2-9K 右上）息肉病灶萎缩后该区域内视敏度改善（见图 2-2-9K 下）。

> **Tips** Overlay在一张检查报告图上，显示了PCV病变的位置及所需观察的各个定位点的视功能；通过治疗前后的对比，同时对位观察到PCV病灶萎缩情况（OCTA）和视功能（MP-3微视野）的改变。

病例 2-2-10

男性，71 岁，BCVA OD: 0.04，BCVA OS: 0.1。
主诉：双眼视力下降 2 年。
诊断：双眼湿性 AMD。

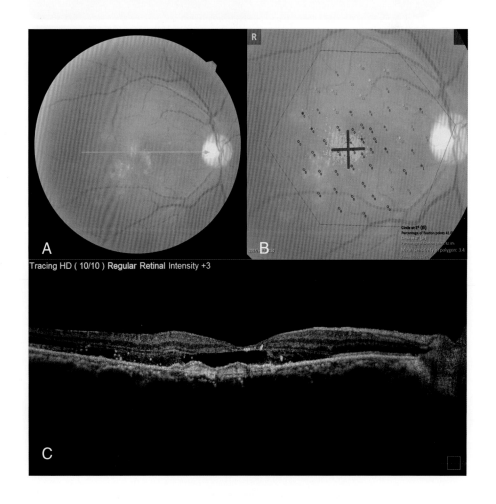

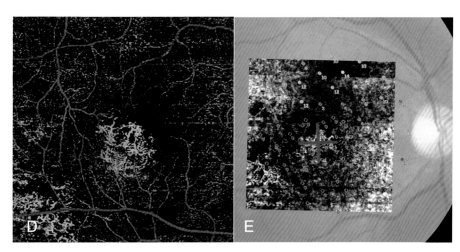

图2-2-10　右眼眼底彩照（A）、微视野数字图（B）、OCT（C）、OCTA色彩标记
　　　　　图（D）和Overlay影像（E）

病例分析与影像解读：

　　患者为双眼湿性AMD，这里展示的是其右眼的眼底情况。OCT显示色素上皮下1型CNV，视网膜下积液（见图2-2-10C），微视野检查显示绝对盲点（见图2-2-10B），OCTA不同颜色标记不同层次血流的影像显示外层视网膜存在血流信号（见图2-2-10D）。

> **Tips**　具有CNV的患者往往会出现中心或旁中心暗点，即便患者未能明确的表述，微视野检查也不会忽略这种临床征象，而OCTA、微视野和彩照叠加的Overlay影像可以充分展示所有的形态和功能的综合信息。

病例 2-2-11

　　男性，54岁，BCVA OD: 0.1。
　　主诉：右眼视物模糊、变形4个月。
　　诊断：右眼湿性AMD。

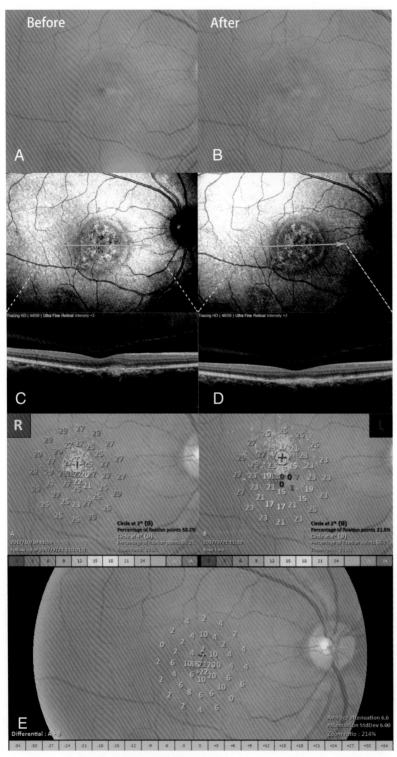

图2-2-11　抗VEGF治疗前右眼眼底彩照（A）、红外影像及OCT（C），抗
VEGF治疗后眼底彩照（B）、红外影像及OCT（D），治疗前、后微
视野对比图（E）

病例分析与影像解读:

患者治疗前眼底彩照显示右眼黄斑中心凹鼻侧视网膜下灰白色病变伴黄斑出血(见图2-2-11A),提示CNV的存在。红外影像及OCT检查揭示其为1型CNV,并伴有视网膜下积液(见图2-2-11C)。抗VEGF治疗后1个月,黄斑出血吸收,但CNV病灶变化不明显(见图2-2-11B)。OCT显示黄斑中心鼻侧CNV消退,视网膜下液吸收,病变区椭圆体带及肌样体带结构未恢复(见图2-2-11D)。

微视野检查显示治疗前黄斑中部视敏度降低(黄色数字),中心鼻侧检测出3处盲点(0dB),1处视敏度下降至1dB;平均视敏感度为17dB;注视点检查,2°以内固视率为21.6%(见图2-2-11E右上)。治疗后视敏度比治疗前明显改善,平均视敏感度提高至23.6dB(黄色数字)。特别值得注意的是,黄斑中部的盲点消失(见图2-2-11E左上)。治疗前后的定点对比(见图2-2-11E下),蓝绿色数字为视敏度提高的差值。注视点检查显示治疗后注视点变得集中,并向黄斑中部靠拢,2°以内固视率为68.2%。

> **Tips**
>
> 湿性AMD患者抗VEGF治疗后,中心视力的改善往往要晚于结构的恢复。在这个病例中,治疗后黄斑部病变区椭圆体带及肌样体带结构尚未恢复。不过在微视野中,黄斑中心视敏度视功能已经有所提高(20dB),绝对盲点消失,所以患者注视更集中,主诉症状也明显好转。总之,OCT检查在部分病例中不能准确预测视功能,在视功能预后的评估中,微视野定量分析比OCT形态学推断更有优势。

病例 2-2-12

女性,66岁,BCVA OD: 0.8,BCVA OS: 0.4。

主诉: 左眼视力下降2年。

诊断: 左眼湿性AMD。

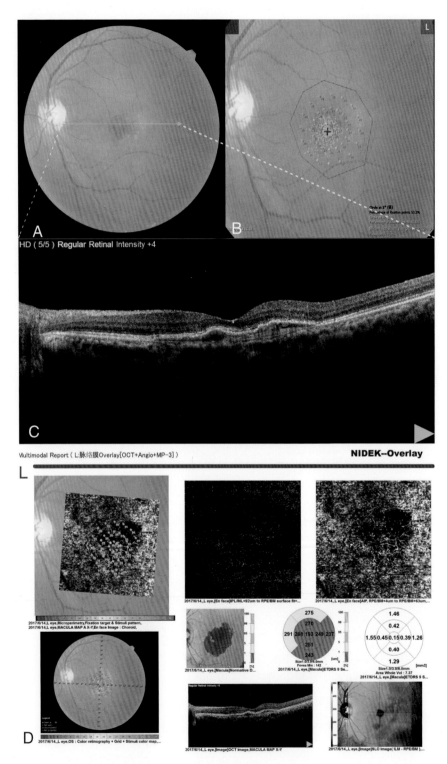

图2-2-12　左眼眼底彩照（A）、微视野数字图（B）、OCT（C）和Overlay功能性多模影像报告（D）

病例分析与影像解读：

患者 2 年前因左眼视力下降而就诊，初诊时视力为 0.2，之后接受了 11 次抗 VEGF 治疗，视力恢复到 0.4。眼底检查可以看到已无出血和渗出（见图 2-2-12A）；OCT 检查可以看到扁平的 PED 对应原有的 1 型 CNV，但没有视网膜下或视网膜层间积液（见图 2-2-12C）。正因如此，视网膜总体功能良好，微视野检查未发现明显的盲点，而 OCTA 检查外层视网膜也没有发现血流信号。

> **Tips** 抗VEGF治疗目前是湿性AMD首选的治疗方案，可以抑制CNV的生长，保持视网膜干燥无积液，继而维持视网膜功能。OCTA、微视野和彩照叠加的Overlay功能性多模影像报告（见图2-2-12D）可以充分展示患者所有的形态和功能的综合信息。

病例 2-2-13

男性，71 岁，BCVA OD: 1.0，BCVA OS: 0.1。
主诉： 左眼视力下降半年。
诊断： 左眼湿性 AMD。

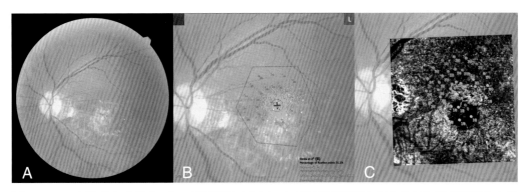

图2-2-13 左眼眼底彩照（A）、微视野数字图（B）以及微视野叠加于OCTA和眼底彩照之上的 Overlay影像（C）

病例分析与影像解读：

患者左眼因湿性 AMD 而行抗 VEGF 治疗，治疗后视力也从就诊时的 0.04 提高到 0.1，但是微视野提供的视功能信息更为丰富（见图 2-2-13B），尤其是叠加在 OCTA 上的 Overlay 影像（见图 2-2-13C）让我们看到黄斑上方视网膜功能相对比较正常，下方曾经有水肿的区域视网膜敏感度降低。而 CNV 的部位存在绝对盲点，固视点落在功能相对正常的视网膜上，但不集中，所以视力也只有 0.1。

Tips 影响视力预后的因素很多，其中固视点的稳定性和集中性也非常重要。在病情稳定的前提下进行视觉康复训练，通过训练在结构相对完好的视网膜上建立新的稳定而集中的固视点（通常是旁中心注视），不失为一种提高视功能的好方法。

病例 2-2-14

女性，63 岁，BCVA OD: 1.0，BCVA OS: 0.8。

主诉： 左眼湿性 AMD，抗 VEGF 治疗后 1 年。

诊断： 左眼湿性 AMD，抗 VEGF 治疗后。

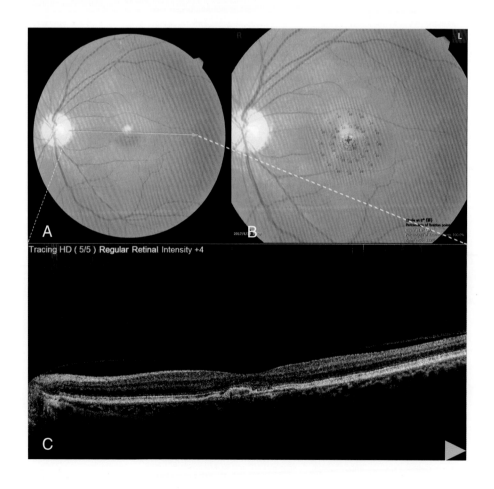

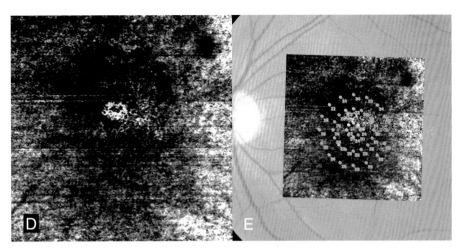

图 2-2-14　左眼抗VEGF治疗后1年，眼底彩照（A）、微视野地形图（B）、OCT（C）、OCTA（D）和Overlay影像（E）

病例分析与影像解读：

　　患者 1 年前初诊时左眼视力只有 0.3，检查发现有明确的 CNV 及视网膜下积液，抗 VEGF 治疗后病灶稳定，视网膜下积液吸收，视力也恢复到了 0.8。此时的眼底检查可以看到黄斑仅有一小块黄白色的病灶（见图 2-2-14A），微视野检查也只是显示此处的视网膜敏感度略有下降（见图 2-2-14B），OCT 检查显示此病灶为一个小的 PED，无视网膜下积液和视网膜层间积液（见图 2-2-14C），但是 OCTA 检查揭示，该病灶依然有血流信号（见图 2-2-14D）。Overlay 影像完美揭示了病灶与功能的对应关系（见图 2-2-14E）。

> **Tips**　　OCTA的检查让我们意识到，有些我们以为经过抗VEGF治疗后已经萎缩的CNV病灶，其实依然存在血流信号！只是这种CNV比较成熟，不再出血、渗漏，所以视网膜干燥无积液。密切随访病变的转归，及时发现病情变化尤为重要，而基于微视野的视网膜功能随访将会在第一时间提供疾病进展的信息。

第三节　病理性近视黄斑病变

　　病理性近视又称变性性近视，患者屈光度数通常大于−6D，并且眼轴进行性变长，导致 RPE 萎缩、Bruch 膜破裂（漆裂纹）、脉络膜变薄等病理改变，眼底呈现豹纹状，常见的黄斑部病变有黄斑出血、CNV、黄斑裂孔（macular hole, MH）、黄斑劈裂、黄斑萎缩等，是直接影响患者中心视力的原因。

现代的 OCT 检查可以充分展示各种病理性近视的黄斑区病理改变，OCTA 检查可以鉴别病理性近视黄斑出血的原因，微视野检查可以准确评估患者后极部的视功能。

病例 2-3-1

女性，39 岁，BCVA OD: 0.12，BCVA OS: 1.2。

主诉：右眼视力突然下降 1 天。

诊断：右眼病理性近视，黄斑出血。

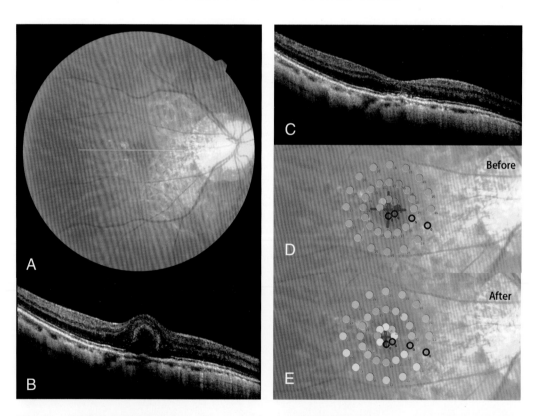

图2-3-1　初诊时右眼眼底彩照（A）、OCT（B）和微视野数字图（D），出血吸收后的OCT（C）和微视野数字图（E）

病例分析与影像解读：

患者为青年女性，有高度近视病史（-10.00DS），因右眼视力突然下降1天而就诊。检查发现右眼眼底呈豹纹状，视盘旁可见弧形斑，黄斑区可见出血（见图2-3-1A）。经过黄斑中心的OCT扫描显示，患者的脉络膜很薄，中心凹处局部视网膜隆起，视网膜下有中等反射信号的物质，并对其下方的组织结构有轻度的遮蔽效应，但是色素上皮的反射条带依然连续而完整，并没有局部的增厚隆起和反射增强（见图2-3-1B），因此判断此患者为病理性近视、单纯性黄斑出血。经药物治疗后出血吸收，2个月后复查的OCT显示视网膜下高反射物质完全消失，色素上皮反射条带依然连续而完整，其上方的外界膜和椭圆体带也清晰可见（见图2-3-1C），患者右眼视力恢复到0.6。微视野检查可以发现，初诊时黄斑中心凹上方的局部视网膜敏感度下降，出血吸收后便明显改善，而中心凹的鼻下始终存在数个盲点，为漆裂纹及其附近视网膜脉络膜萎缩所造成（见图2-3-1D、E）。

> **Tips**　高度近视的患者常常会发生黄斑出血，单纯的黄斑出血不会造成绝对盲点，仅表现为局部视网膜敏感度下降，出血吸收后可以改善，但往往不能完全恢复，考虑为血细胞视网膜毒性作用所致。

病例 2-3-2

女性，41岁，BCVA OD: 0.5，BCVA OS: 1.0。

主诉：右眼视力下降伴视物变性1周。

诊断：右眼病理性近视，继发CNV。

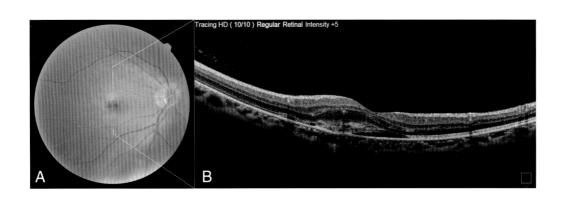

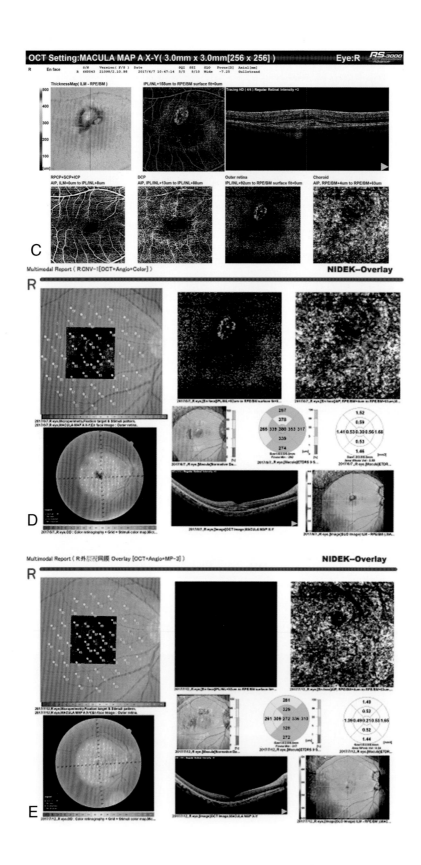

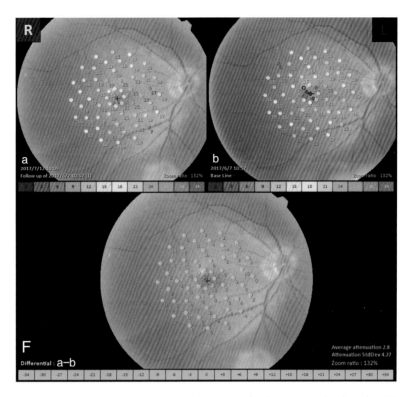

图2-3-2 右眼初诊时眼底彩照（A）、OCT（B）和OCTA（C），右眼抗VEGF治疗前Overlay功能性多模影像报告（D），抗VEGF治疗后Overlay功能性多模影像报告（E），右眼抗VEGF治疗前后微视野对比图（F）

病例分析与影像解读：

该病例与上一病例都是 40 岁左右的女性患者，有高度近视病史，视力发生突然下降，眼底都出现黄斑出血（见图 2-3-2A）。不同的是前一个病例是单纯性出血，而该病例患者黄斑有脉络膜新生血管的生长（见图 2-3-2B），OCTA 外层视网膜可以看到明确的血流信号（见图 2-3-2C、D）。该患者接受了抗 VEGF 治疗。一次治疗后脉络膜新生血管便明显萎缩，OCTA 检查发现外层视网膜血流信号消失（见图 2-3-2E）。微视野随访检查也可以看到治疗后局部视网膜功能的改善和盲点的消失（见图 2-3-2F）。

Tips 　高度近视黄斑出血有两种情况，需要加以鉴别：一是单纯性出血，二是脉络膜新生血管引起的出血。前者无须抗VEGF治疗，而后者需尽快治疗。之前两种情况需要用造影来判断，而如今用无创伤性的OCTA检查就可以快速鉴别，并且可以随时观察治疗后病灶的转归和视网膜解剖结构的变化，而微视野检查则可正确评价患者的视功能变化，两者结合可以方便地随时随访治疗效果。

病例 2-3-3

男性，41 岁，BCVA OS: 0.4。

主诉： 左眼视力下降 2 个月。

诊断： 左眼病理性近视，圆拱形黄斑，陈旧 CNV。

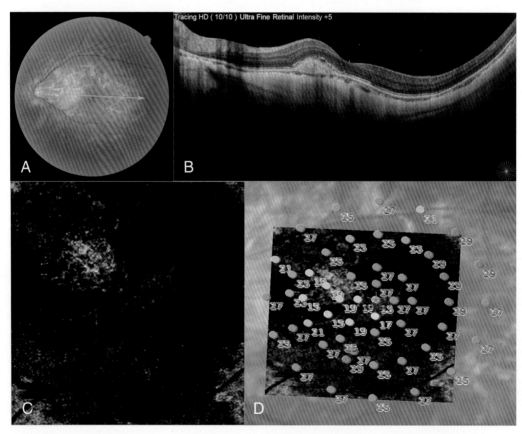

图2-3-3　左眼眼底彩照（A）、OCT（B）、OCTA视网膜无血管层（C）和Overlay影像（D）

病例分析与影像解读：

患者左眼可见豹纹状眼底，黄斑区萎缩灶（见图 2-3-3A）。OCT 显示黄斑区巩膜局部增厚，呈现拱形黄斑（红色箭头）。脉络膜极薄，中心凹鼻侧视网膜下可见致密的高反射病灶（见图 2-3-3B）。虽然视网膜下和层间并没有积液，OCTA 显示该病灶在无血管层有明确的血流信号，提示该病灶为陈旧的 CNV，已经纤维化并有瘢痕形成，但血管尚未完全闭塞（见图 2-3-3C）。Overlay 影像显示病灶对应的部位微视野检查可见视敏度下降，其他萎缩区光敏度正常（见图 2-3-3D）。

> **Tips**
>
> 该患者的左眼为病理性近视眼底，黄斑区广泛萎缩，并存在陈旧CNV及瘢痕。微视野检查及Overlay定位可以发现，陈旧CNV及瘢痕病灶区域视敏度下降，其他萎缩区光敏度尚正常，说明此处的视网膜神经感觉层功能尚正常。

病例 2-3-4

男性，75 岁，BCVA OD: 0.1，VA OS: NLP。

主诉： 右眼白内障术后 10 年，右眼视网膜脱离黄斑孔玻璃体切除术后 25 年，左眼穿通性眼外伤（ocular trauma）后失明 30 年。

诊断： 右眼高度近视，白内障术后，视网膜脱离术后，左眼穿通性眼外伤后。

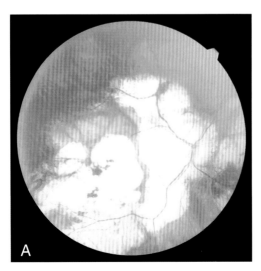

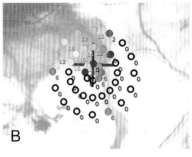

图2-3-4　右眼眼底彩照（A）和微视野数字图（B）

病例分析与影像解读：

这是一名单眼的高度近视患者，30 年前左眼失明，25 年前右眼又因视网膜脱离、黄斑裂孔而进行了玻璃体切除手术，术后视网膜一直保持平伏，10 年前又因白内障的加重而进行了超声乳化手术。眼底检查可以看到后极部大片的萎缩灶（见图 2-3-4A），微视野检查可以发现萎缩的区域为绝对盲点，而尚未萎缩的区域仍保留一定的视功能（见图 2-3-4B）。

Tips

　　对于这名患者而言，右眼残留的视功能极其宝贵，这是他赖以生活自理的唯一一点光明，保护好残留视功能非常有必要，而微视野为正确评价和随访低视力患者的视功能提供了重要帮助。

第四节　黄斑裂孔

黄斑裂孔是指黄斑部视网膜内界膜至感光细胞层发生的组织缺损，严重损害患者的中心视力。根据病因可分为特发性、外伤性、继发性和高度近视黄斑裂孔；根据裂孔形态可分为全层孔和板层孔。患者常主诉视物模糊、中心暗点和视物变形等。

黄斑裂孔的发病机制并不完全清楚，但是目前一致认为玻璃体对黄斑裂孔形成起着重要作用。1988 年，Gass 对特发性黄斑裂孔进行了分期（共4 期），并对发病机理提出了革命性见解，认为黄斑中心凹前的玻璃体切线方向牵拉是裂孔形成的主要原因，所以此后玻璃体手术成为了治疗黄斑裂孔的主要手段。

自从有了 OCT，黄斑裂孔的诊断已经变得轻而易举，而且利用 OCT 可以非常好地判断玻璃体-黄斑的关系，观察裂孔的自然转归和随访手术前后的结构变化。而微视野的检查则为我们深入了解患者的黄斑区视功能提供了方便。研究发现，不少黄斑裂孔患者已经形成旁中心注视，微视野也让手术过程中避免损伤新的固视点成为可能。

病例 2-4-1

男性，57 岁，BCVA OD: 0.6，BCVA OS: 0.12。

主诉：左眼视力下降、视物变形 4 个月。

诊断：左眼黄斑裂孔。

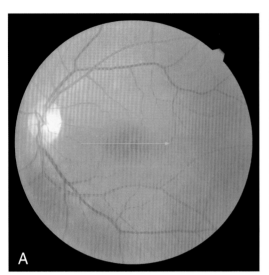
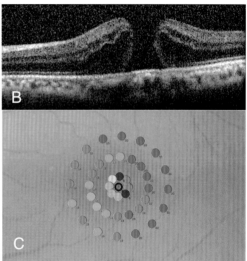

图2-4-1 左眼眼底彩照（A）、OCT（B）和微视野数字图（C）

病例分析与影像解读：

患者左眼眼底检查可以看到黄斑中心处有一明确的圆形裂孔（见图 2-4-1A）。经过裂孔的 OCT 扫描显示视网膜全层断裂，孔周视网膜水肿隆起（见图 2-4-1B）。微视野检查发现裂孔中央存在绝对盲点，而孔周视网膜因水肿导致局部视网膜功能降低，表现为相对盲点（见图 2-4-1C）。

Tips 全层黄斑裂孔因组织缺损往往表现为绝对盲点，如果周围视网膜水肿会出现相对盲点。但是如果出现视网膜脱离，视网膜功能将进一步下降。

病例 2-4-2

女性，61 岁，VA OD: 0.5，VA OS: 0.25。

主诉: 右眼视力下降半个月。

诊断: 右眼黄斑裂孔。

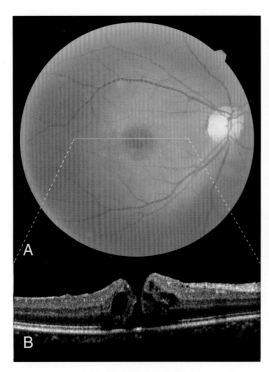
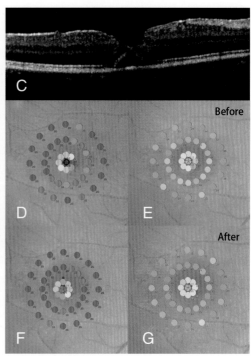

图2-4-2　初诊时的右眼眼底彩照（A），OCT（B），微视野数字图MP-1模式（D）和MP-3模
　　　　式（E）。两个月后复诊时的OCT（C），微视野数字图MP-1模式（F）和MP-3模式
　　　　（G）

病例分析与影像解读:

　　患者初诊时右眼眼底检查发现黄斑区水肿、黄斑裂孔（见图 2-4-2A、B）。微视野检查发现中心凹周围的视网膜敏感度下降，裂孔处为一盲点（见图 2-4-2D、E）。此患者未接受手术治疗。2 个月后复诊，右眼 OCT 检查发现黄斑裂孔开始自行闭合（见图 2-4-2C）。微视野检查发现局部视网膜的敏感度也开始恢复（见图 2-4-2F、G）。3 个月后复诊，右眼黄斑孔完全闭合，视力恢复到 1.0。

> **Tips** 部分黄斑裂孔有自行闭合的可能，不仅解剖结构可以恢复正常，而且局部视网膜功能也可以恢复，微视野可以很好地随访功能修复的过程，有意思的是由于MP-3模式的刺激光强度和敏感度阈值范围比MP-1模式更大，黄斑区的视敏度变化在MP-3模式中可能更真实，但在MP-1模式中更直观。

病例 2-4-3

男性，62 岁，VA OD: 0.5，VA OS: 无光感。

主诉：右眼视力下降 1 月，原有左眼穿通性眼外伤史和右眼较感性眼炎病史。

诊断：右眼黄斑裂孔，右眼交感性眼炎，左眼眼外伤。

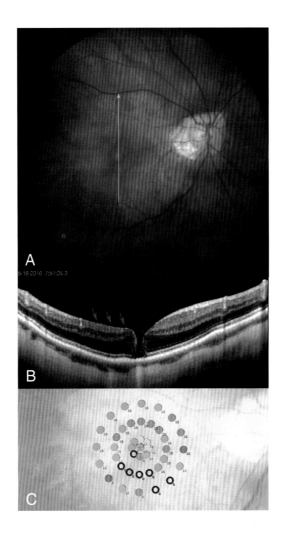

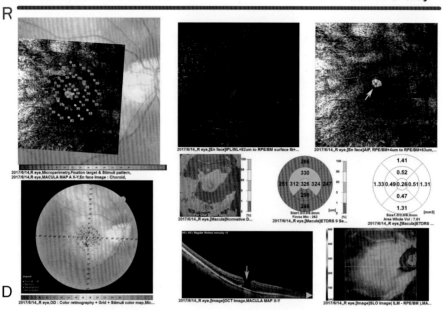

图2-4-3　右眼眼底彩照（A）、OCT（B）、微视野数字图（C）和Overlay功能性多模影像报告（D）

病例分析与影像解读：

患者30年前有左眼穿通性眼外伤史，之后又发生过右眼交感性眼炎，所以眼底后极部视网膜可见色素的脱失（见图 2-4-3A），经过黄斑中心凹的 OCT 纵向扫描显示黄斑裂孔（见图 2-4-3B）。有意思的是，微视野检查发现中心凹下方的视网膜敏感性明显比中心凹上方的视网膜敏感性差（见图 2-4-3C），而下方视网膜并未看到脱离和明显的水肿，但是仔细观察可以发现此处的视网膜神经纤维层明显缺失（见图 2-4-3B 红色箭头）。在 Overlay 功能性多模影像报告中，可以看到脉络膜毛细血管层面有类似于 CNV 的血流信号（见图 2-4-3D 黄色箭头），但外层视网膜层面并没有（见图 2-4-3D 红色箭头），此乃上方组织缺失（黄斑裂孔）、下方组织反射增强所致（见图 2-4-3D 绿色箭头）。

Tips　　这个病例让我们看到微视野正常的视网膜区域对应OCT的神经纤维层完整，而不正常的区域（存在绝对和相对暗点）相对应的神经纤维层缺失，从而解释了局部视网膜敏感性下降的原因。微视野中视网膜的敏感性与OCT揭示的病变解剖结构的变化有很好的对应性，特别是一些微小组织的缺失都有极好的定位，能精确地定位微小组织的缺失。

病例 2-4-4

女性，60 岁，BCVA OD: 0.1，BCVA OS: 1.0。

主诉： 右眼视力下降 3 个月。

诊断： 右眼特发性黄斑裂孔。

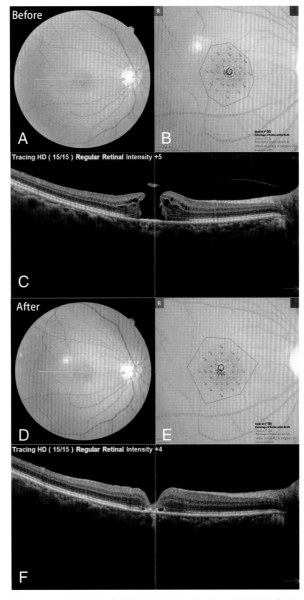

图2-4-4 右眼手术前眼底彩照（A）、微视野数字
图（B）和OCT（C），手术后眼底彩照
（D）、微视野数字图（E）和OCT（F）

病例分析与影像解读:

患者为老年女性,右眼因特发性黄斑裂孔、视力下降而行玻璃体切除内界膜剥除术。手术前 OCT 检查显示黄斑全层裂孔,裂孔周围视网膜囊样水肿,玻璃体部分后脱离及玻璃体盖(见图 2-4-4C),手术后 1 周复查 OCT 显示黄斑裂孔关闭,水肿消退(见图 2-4-4F),视力提高到 0.3。但是微视野检查发现平均视网膜敏感度无明显变化(见图 2-4-4B、E),这是因为术前裂孔较小又无视网膜脱离,对后极部平均视网膜敏感度影响不大,同时也说明玻璃体切除和内界膜剥除手术并未造成视网膜额外的损伤。

Tips　微视野检查可以发现,手术后1周虽然黄斑裂孔闭合,中心视力也略有改善,但绝对盲点并未立刻消失,说明局部视网膜功能的恢复还需要一定时间。微视野检查可以是一项非常有用的随访工具。

第五节　黄斑前膜

黄斑前膜为视网膜内表面的纤维增殖膜,也称为黄斑表面膜,有原发性和继发性黄斑前膜之分。原发性黄斑前膜的形成主要与玻璃体后脱离和来自视网膜的细胞向黄斑区迁移积聚有关;继发性黄斑前膜可发生于孔源性视网膜脱离及其复位手术之后、脉络膜视网膜炎症、视网膜血管阻塞、糖尿病视网膜病变和眼外伤等。

黄斑前膜可以收缩,导致中心凹被牵引、变形和移位,周围小血管被前膜牵引,导致血管走行异常和通透性改变,血管渗漏、出血。临床上可出现视物变形、变大或变小,视物模糊和视觉疲劳等症状。

现代的 OCT 检查是目前判断有无黄斑前膜的最有效手段,并且可以随访前膜的转归和手术效果,而微视野检查可以正确评估前膜对黄斑功能的影响,以及手术对黄斑功能的影响。

病例 2-5-1

女性,72 岁,BCVA OD: 0.2,BCVA OS: 0.4。

主诉:双眼视力逐步下降 1 年余。

诊断:双眼黄斑前膜。

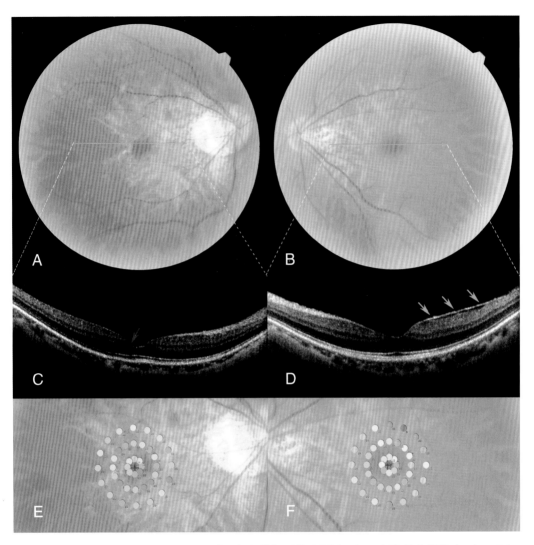

图2-5-1　右眼眼底彩照（A）、OCT（C）和微视野数字图（E），左眼眼底彩照（B）、OCT（D）和微视野数字图（F）

病例分析与影像解读：

　　患者为老年女性，双眼眼底检查可见玻璃纸样的反光（见图 2-5-1A、B）。OCT 检查发现右眼黄斑中心凹的形态出现轻度的变形（见图 2-5-1C 红色箭头），左眼视网膜表面可见明显的表面膜（见图 2-5-1D 绿色箭头）。微视野检查发现对应的视网膜局部功能略有下降（见图 2-5-1E、F）。存在中心凹形态异常的右眼视力比左眼更差。

Tips 目前，黄斑前膜的判断主要依赖OCT检查，多数情况下可以看到视网膜表面有异常的中高反射条带，不过有时OCT的单张断层扫描图未必显示典型的前膜。黄斑中心凹形态的变化也是非常重要的判断指标，如果中心凹失去正常形态，那么往往提示有牵引的存在，可以是玻璃体黄斑牵拉造成的垂直方向的牵引，也可以是表面膜造成的垂直方向的牵引。而中心凹形态的变化往往对中心视力的影响更大。

病例 2-5-2

男性，77 岁，BCVA OD: 0.4，BCVA OS: 0.6。

主诉：双眼视力模糊半年余，右眼为甚。

诊断：双眼病理性近视，黄斑前膜。

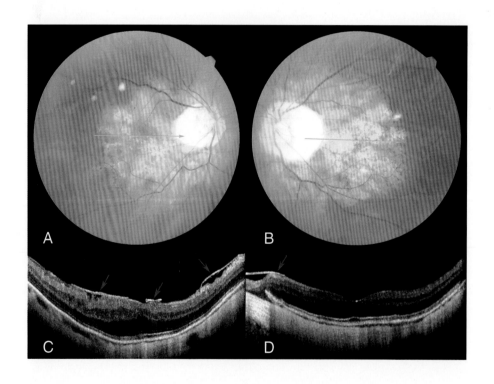

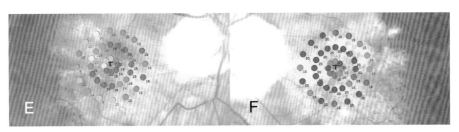

图2-5-2 右眼眼底彩照（A）、OCT（C）和微视野数字图MP-1模式（E），左眼眼底彩照（B）、OCT（D）和微视野数字图MP-1模式（F）

病例分析与影像解读：

患者双眼高度近视，双眼的眼底检查可以看到视盘旁弧形斑、萎缩灶和豹纹状眼底（见图2-5-2A、B）。双眼OCT检查可以看到脉络膜非常薄，视网膜表面有前膜（见图2-5-2C、D红色箭头），并且右眼的视网膜明显增厚，结构紊乱。微视野检查发现对应的视网膜局部功能下降，右眼为甚（见图2-5 2E、F）。

Tips 　　对于黄斑前膜患者，影响患眼中心视力的另一个原因是视网膜的厚度。如果视网膜因受前膜牵拉而明显增厚，那么局部视功能就会下降。

病例 2-5-3

男性，58岁，BCVA OD: 0.6，BCVA OS: 0.07。

主诉：左眼视力下降2年。

诊断：左眼黄斑前膜，右眼视网膜萎缩。

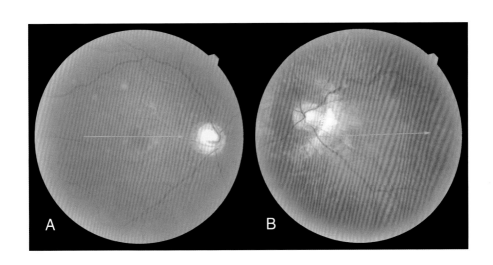

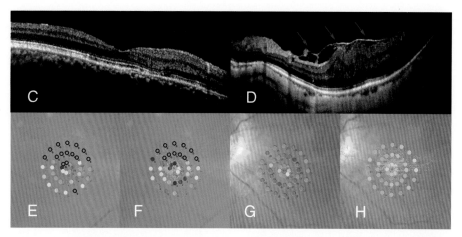

图2-5-3　右眼眼底彩照（A）、OCT（C）、微视野数字图MP-1模式（E）和MP-3
　　　　　模式（F），左眼眼底彩照（B）、OCT（D）、微视野数字图MP-1模式
　　　　　（G）和MP-3模式（H）

病例分析与影像解读：

　　患者以左眼不适为主诉来就诊，并且 OCT 显示左眼黄斑前膜，视网膜增厚、结构紊乱（见图 2-5-3B、D）。右眼看似结构完好（见图 2-5-3A、C），但是微视野检查发现平均视网膜阈值左眼反而明显好于右眼，右眼黄斑中心上方存在盲点，原因是此处视网膜外层结构萎缩。固视检查可以发现，右眼的固视点落在并未萎缩的视网膜上，并且非常稳定，而左眼固视点弥散不稳定，所以左眼矫正视力明显比右眼差。另外 MP-1 模式中右眼的部分绝对盲点在 MP-3 模式中对光刺激仍有反应，说明 MP-3 模式可以更客观地反映视网膜的局部功能。

Tips　　通过微视野检查可以获知固视点的位置及固视点是否稳定，而固视点的稳定性与中心视力密切相关，所以可以通过微视野固视点的测定来评估患者的视功能。此外，也可通过比较治疗前后固视点稳定性是否提高来评估患者的治疗效果等。

第六节　遗传性视网膜病变/视网膜营养不良

　　很多遗传性视网膜病变或营养不良会累及黄斑，有些甚至只侵犯黄斑。此类病变的特点是通常双眼发病，双眼具有一定的对称性，发病年龄偏小（当然也可成人发病），有一定的家族史（也可散发，依遗传方式而定），视觉电生理存在异常（有些疾病具有特征性表现），基因检测阳性。

在多模影像检查中，自发荧光有时可以显示双眼对称的特征性改变；OCT往往揭示视网膜结构的异常；而微视野可以综合判断患者后极部黄斑区的视功能，包括视网膜的光敏度、固视位置和固视的稳定性等，甚至帮助患者进行低视力康复。

病例 2-6-1

女性，66岁，BCVA OD: 0.3，BCVA OS: 0.4。
主诉： 双眼视力逐步下降10年。
诊断： 双眼卵黄样黄斑病变。

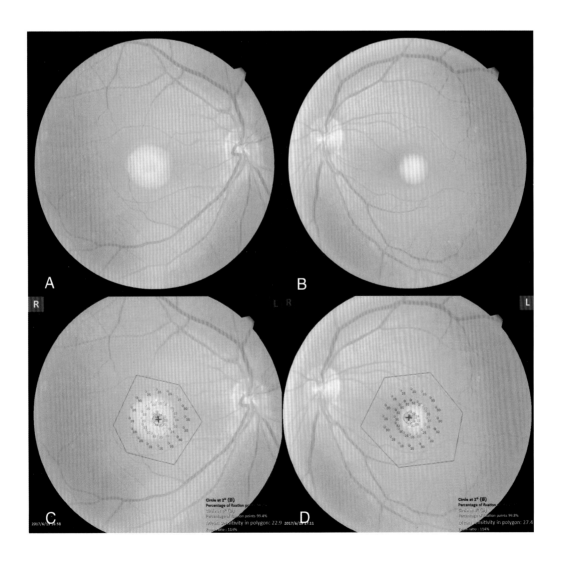

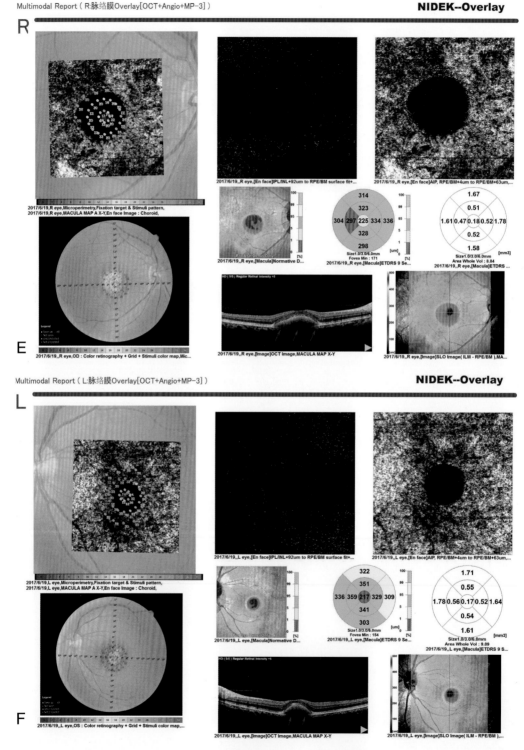

图2-6-1 右眼眼底彩照（A）和微视野数字图（C），左眼眼底彩照（B）和微视野数字图（D），右眼Overlay功能性多模影像报告（E），左眼Overlay功能性多模影像报告（F）

病例分析与影像解读:

此患者双眼眼底黄斑区呈现典型的卵黄样改变(见图 2-6-1A、B)。微视野检查显示双眼病变区域视网膜局部功能下降(见图 2-6-1C、D)。双眼彩照、微视野、OCT 和 OCTA 叠加的整合报告图显示双眼病变对称(见图 2-6-1E、F),均存在视网膜下中等反射信号的物质(见图 2-6-1E、F,红色箭头),但外层视网膜都没有血流信号,说明患者尚无 CNV 的生长,该物质对脉络膜层面的血流影像显示有一定遮蔽作用。左眼病灶相对较小,视功能也相对略好。此外,眼电图(electro oculogram, EOG)检查 Arden 比为 1.3,所以考虑此患者为卵黄样黄斑病变。

Tips　功能性多模影像的叠加整合报告图可以为临床医生提供比单一影像更丰富的疾病信息,从而快速判断患者视网膜结构变化和视功能状态。

病例 2-6-2

女性,26 岁,BCVA OD: 0.1,BCVA OS: 0.15。

主诉:双眼视力逐步下降近 10 年,其长兄也有类似眼疾。

诊断:双眼结晶样视网膜变性。

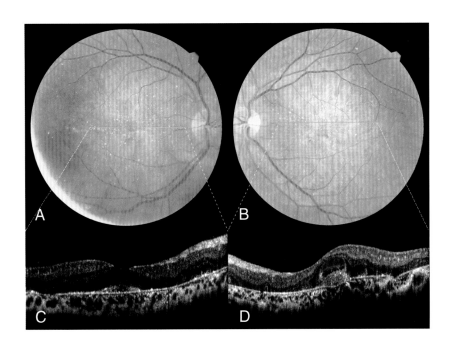

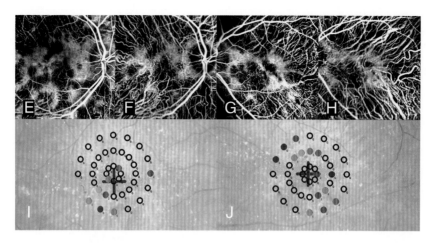

图2-6-2　右眼眼底彩照（A），OCT（C），FFA（E），ICGA（F）及微视野
　　　　　数字图（I）；左眼眼底彩照（B），OCT（D），FFA（G），ICGA
　　　　　（H）及微视野MP-3模式（J）

病例分析与影像解读：

　　结晶样视网膜变性（bietti crystalline corneoretinal dystrophy, BCD / bietti crystalline retinopathy / bietti crystalline tapetoretinal dystrophy）是一种罕见的常染色体隐性遗传性疾病，此患者有家族史，她和她的长兄基因检测均为CYP4V2纯合移码突变。眼底可见散在大量点状结晶样闪亮的沉积物，后极部地图样萎缩灶（见图2-6-2A、B）。OCT显示外层视网膜、色素上皮和脉络膜毛细血管层萎缩（见图2-6-2C、D）。正因为此，FFA造影中失去了RPE的遮挡作用，而直接暴露脉络膜中大血管（见图2-6-2E、G），使其影像与ICGA的相似（见图2-6-2F、H）。值得注意的是，微视野检查发现，萎缩的区域视网膜功能极差，但尚未完全萎缩的区域仍保留一定的视功能，并且注视点也正好落在这个区域内。

> **Tips**　　对于那些具有遗传性视网膜病变如视网膜变性、营养不良等的患者，其残留的视网膜功能极其宝贵，康复工作者可以利用残余视力进行视觉康复训练，令患者最大限度地有效利用残余视功能，改善生活质量。

病例 2-6-3

女性，47 岁，BCVA OD: 0.25，BCVA OS: 0.3。

主诉： 双眼视物不清、视力逐步下降 7 月余。

诊断： 双眼视网膜色素变性，双眼黄斑水肿。

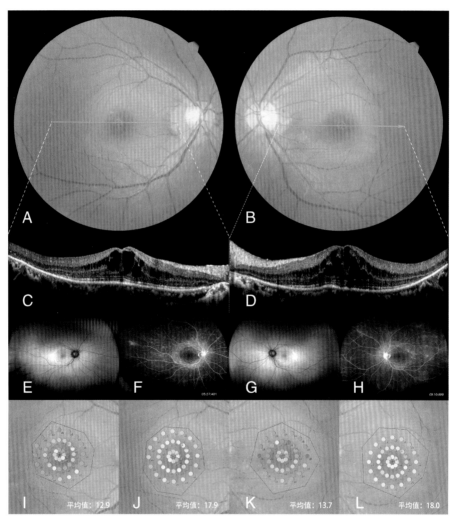

图2-6-3　右眼眼底彩照（A）、OCT（C）、超广角自发荧光（E）和FFA（F）、微视野数字图MP-1模式（I）和MP-3模式（J），左眼眼底彩照（B）、OCT（D）、超广角自发荧光（G）和FFA（H）、微视野数字图MP-1模式（K）和MP-3模式（L）

病例分析与影像解读：

患者曾被诊断为双眼葡萄膜炎、黄斑水肿而行数次抗 VEGF 治疗，但是收效甚微。其眼底检查发现双眼黄斑囊样水肿（cystoid macular edema, CME），视网膜并没有明显的色素异常改变（见图 2-6-3A、B），广角自发荧光检查可以看到沿血管弓自发荧光增强（见图 2-6-3E、G），FFA 显示广泛色素上皮损坏和部分视网膜血管渗漏（见图 2-6-3F、H）。最有诊断价值的是 OCT 检查发现双眼除了黄斑水肿，还有周边外层视网膜明显萎缩变薄（见图 2-6-3C、D 中红色箭头）。微视野无论是 MP-1 模式还是 MP-3 模式检查，均显示视网膜平均视敏度下降（见图 2-6-3I、J、K、L），令人高度怀疑此患者为视网膜色素变性。进一步的基因检测发现 USH2A 基因突变。

Tips 　　黄斑水肿又分为"渗出性"和"变性性"两大类，其中变性性水肿对抗VEGF治疗的应答非常差，而视网膜色素变性引起的黄斑水肿便属于这种类型。此患者眼底并未看到典型的色素改变，造影显示视网膜血管的渗漏和色素上皮的损伤，所以容易误诊为视网膜脉络膜炎，但是OCT中的外层视网膜萎缩、微视野中的平均阈值下降以及抗VEGF治疗无应答均提示此患者很可能是无色素型的视网膜色素变性，继发变性性黄斑水肿。最后基因检测证实了该诊断。

病例 2-6-4

　　男性，26 岁，BCVA OD: 0.4，BCVA OS: 0.4。
主诉：双眼视力下降 10 余年。
诊断：双眼遗传性黄斑营养不良。

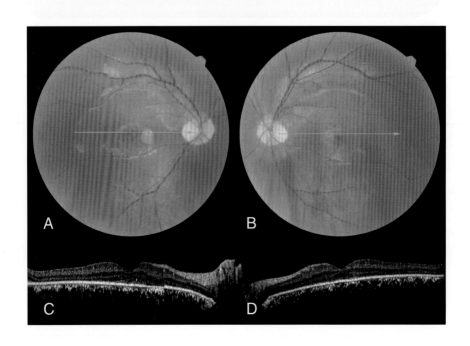

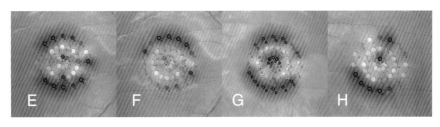

图2-6-4　右眼彩照（A）、OCT（C）、微视野地形图MP-1模式（E）和MP-3模式（F），左眼彩照（B）、OCT（D）、微视野地形图MP-1模式（G）和MP-3模式（H）

病例分析与影像解读：

　　患者十几岁开始双眼视力逐步下降且不能矫正。眼底可以看到双眼黄斑区色素改变及萎缩灶（见图 2-6-4A、B）。OCT 显示双眼外层视网膜萎缩，但黄斑区尚残留部分并不完整的外层结构（见图 2-6-4C、D）。微视野检查发现萎缩的区域为绝对盲点，而尚存外层视网膜结构的部位则为低敏区，但 MP-3 模式中的绝对盲点比 MP-1 模式要少，为 MP-3 模式刺激光强度比MP-1 模式更强所致（见图 2-6-4E、F、G、H）。

Tips　　此患者尚有0.4的视力，这完全归功于他的黄斑区还残留部分外层视网膜组织，并且其注视点也正好落在有功能的视网膜上，虽然视敏度偏低，但是可以维持患者的日常生活。微视野检查为全面了解患者视功能提供了非常好的帮助。

病例 2-6-5

　　男性，28 岁，BCVA OD: 0.05，BCVA OS: 0.05。
主诉： 双眼视力差且不能矫正。
诊断： 双眼黄斑劈裂。

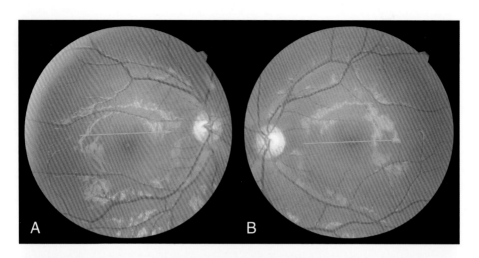

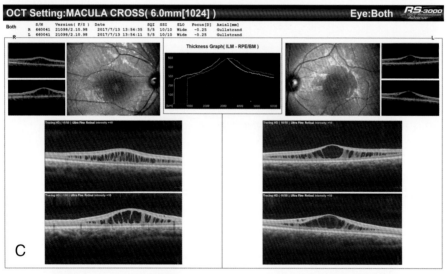

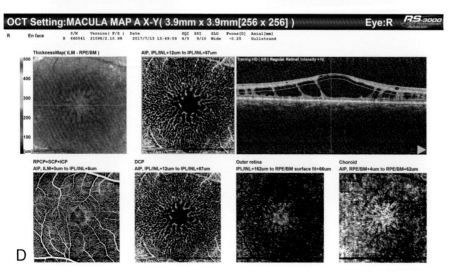

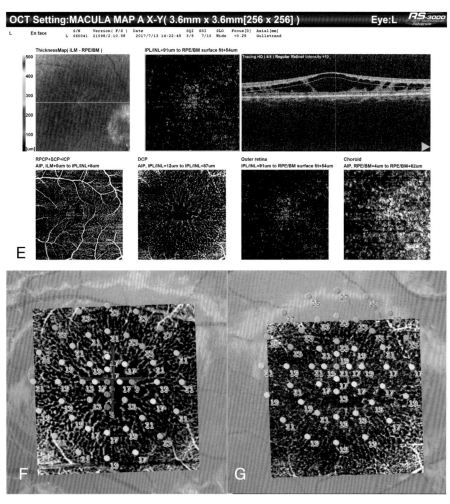

图2-6-5 右眼眼底彩照（A）、OCT（C,左侧）、OCTA（D）和Overlay影像
（F），左眼眼底彩照（B）、OCT（C，右侧）、OCTA（E）和Overlay影
像（G）

病例分析与影像解读：

患者自幼双眼视力差且不能矫正，眼底检查发现双眼黄斑中心凹结构
及光反射消失（见图 2-6-5A、B）。OCT 检查显示双眼黄斑劈裂（见图 2-
6-5C）。OCTA 检查视网膜浅层血管网视网膜毛细血管扩张，中心无血管区
（foveal avascular zone, FAZ）扩大。视网膜深层血管丛劈裂空腔无血管信号，
表现为相对均匀、规则、细小的"无灌注"，微血管血流密度降低；劈裂
空腔壁高血流信号，形成放射样网状结构（见图 2-6-5D、E）。Overlay 影
像显示 OCTA 在劈裂区视网膜深层血管放射状分布，血管间隙扩大，血流
密度降低；对应病变部位的微视野显示视敏度下降（见图 2-6-5F、G）。

Tips　此黄斑劈裂患者的OCTA显示视网膜血管受累的程度深层重于浅层，且Overlay影像表明视功能（视敏度）的损伤范围与视网膜深层病变范围一致。

病例 2-6-6

女性，46 岁，BCVA OD: 0.05，BCVA OS: 0.1。

主诉： 双眼视物不清，加重 1 年。

诊断： 双眼黄斑营养不良。

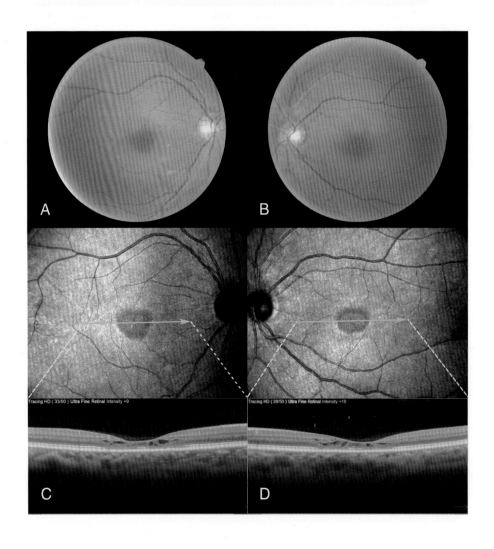

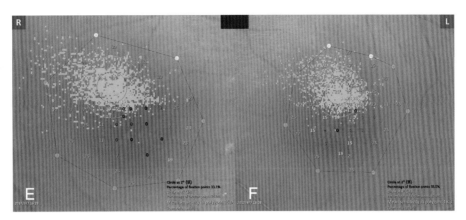

图2-6-6　右眼眼底彩照（A）、OCT（C）和微视野数字图（E），左眼眼底彩照
　　　　（B）、OCT（D）和微视野数字图（F）

病例分析与影像解读：

患者彩色眼底照相，双眼黄斑色暗，中心凹反光消失（见图 2-6-6A、
B）。OCT 可见黄斑中央 1PD 左右的范围内结构破坏，全层萎缩；感觉神经
层囊样变性，椭圆体带及肌样体带消失（见图 2-6-6C、D）。微视野检查示，
右眼黄斑中部视敏感度为 0dB，中心凹鼻上部视敏感度下降（黄色标识数值）；
平均视敏感度为 16.9dB；注视不稳定，2° 以内固视率为 33.1%，4° 以内为
74%；注视点向黄斑中心上方及鼻上弥散、偏移（见图 2-6-6E）。左眼黄
斑中部视敏感度普遍下降，测量病变区域内平均视敏感度为 18.3dB；注视不
稳定，其中 2° 以内固视率为 35.5%；4° 以内固视率为 80.9%；注视点向黄
斑中心上方弥散偏移（见图 2-6-6F）。

Tips　虽然从红外影像及OCT结构来看，此患者的病变局限于
黄斑中心1PD，但是微视野数据表明在黄斑中心1PD外，尽管
视网膜形态及结构上表现为正常，但功能已经有不同程度的受损，
由此可见微视野检查对黄斑功能进行定量评估，其精准度远远高于
OCT等形态学检查对视功能的预测。

病例 2-6-7

男性，26 岁，BCVA OD: 0.4，BCVA OS: 0.4。

主诉：双眼视力低下十余年。

诊断：双眼 Stargardt 病伴黄色斑点。

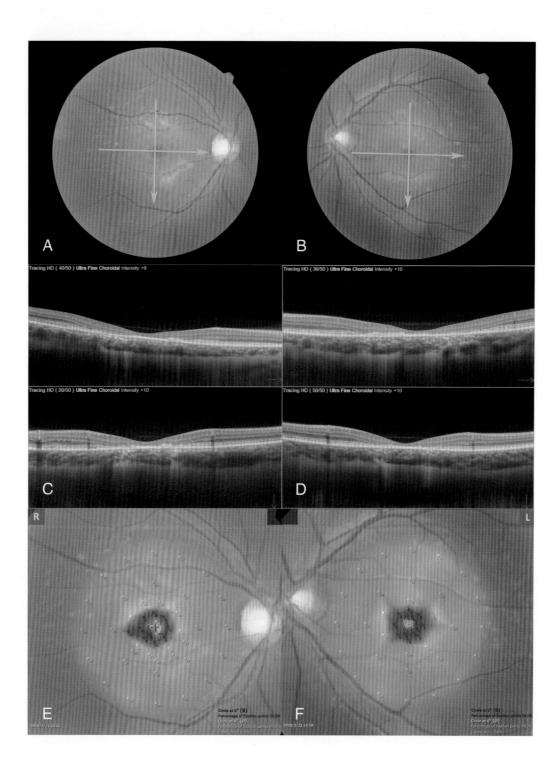

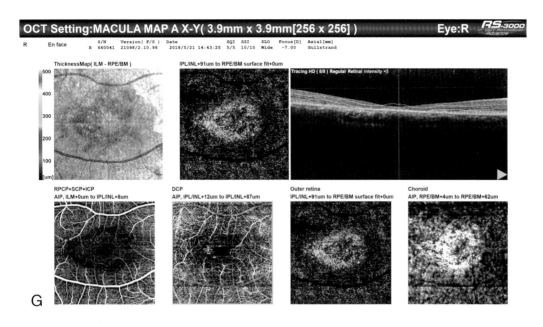

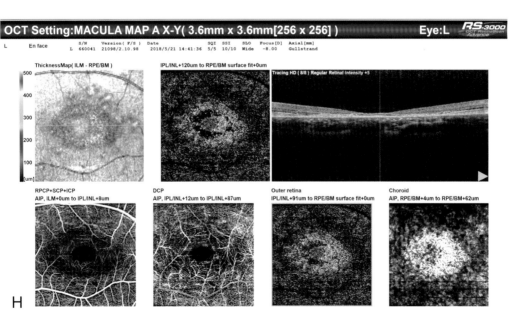

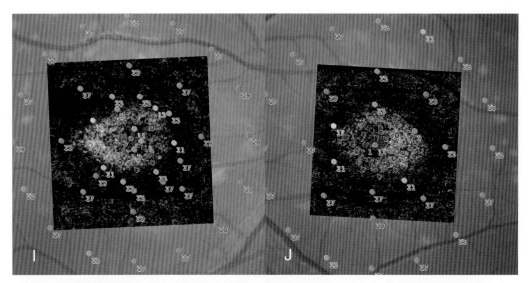

图2-6-7 右眼眼底彩照（A）、OCT（C）、微视野地形图（E）、OCTA（G）和Overlay影像（I），
左眼眼底彩照（B）、OCT（D）、微视野地形图（F）、OCTA（H）和Overlay影像（J）

病例分析与影像解读：

此患者为典型的Stargardt病例，眼底检查可见双眼黄斑部色素紊乱，中心凹结构及光反射消失，后极部散在黄白色斑点（见图2-6-7A、B）。OCT检查显示双眼黄斑中部感觉神经层外层萎缩，嵌合体带结构消失，RPE层萎缩（见图2-6-7C、D）。微视野检查黄斑中部1PD范围的视敏度下降（见图2-6-7E、F）。OCTA检查视网膜浅层血管网见黄斑中部"牛眼样"低血流信号区，FAZ区扩大；视网膜深层血管网见黄斑中部微血管血流密度降低，范围不清；无血管层成像和脉络膜层成像见黄斑中部"牛眼"区RPE萎缩，因此光反射信号相对增强（见图2-6-7G、H）。

Overlay影像（见图2-6-7I、J）：OCTA视网膜浅层血管丛和视网膜深层血管丛显示黄斑中部血流密度降低；微视野黄斑中部视敏度下降范围比"牛眼样"低血流区域小，也小于RPE萎缩区，说明病变区主体在RPE层；视细胞萎缩及功能受损是继发改变。OCTA显示的黄斑部拱环缺血扩大也是感觉神经层内层萎缩的继发改变。

> **Tips**
>
> Overlay影像表明，在Stargardt病中，黄斑中部视网膜血流下降为感觉神经层萎缩的继发改变；视功能（视敏度）损伤范围小于RPE萎缩范围。结合OCT，提示病变主体在RPE层，视细胞层损伤为继发改变。

病例 2-6-8

男性，70 岁，BCVA OD: 0.6，BCVA OS: 0.12。

主诉：双眼视力下降 8 年。

诊断：双眼 RP1L1 相关性眼病。

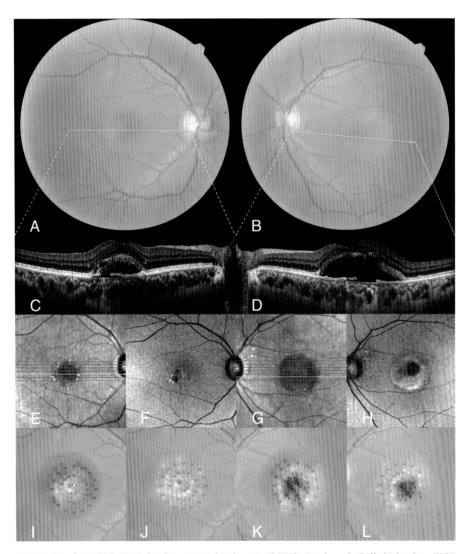

图2-6-8 右眼眼底彩照（A）、OCT（C）、红外影像（E）、自发荧光（F）、微视野地形图MP-1模式（I）和MP-3模式（J），左眼眼底彩照（B）、OCT（D）、红外影像（G）、自发荧光（H）、微视野地形图MP-1模式（K）和MP-3模式（L）

病例分析与影像解读：

此患者病史较长，曾被诊断为湿性 AMD 而行多次抗 VEGF 治疗，但是治疗无效。眼底检查可以了解到此患者的眼底并没有出血和脂质沉着（见图 2-6-8A、B）。OCT 检查发现双眼均存在肥厚脉络膜、视网膜下积液、视网膜下中等反射信号物质（卵黄样病损，vitelliform lesion，VL）、浅的色素上皮浆液性脱离和色素上皮撕裂（见图 2-6-8C、D 中红色箭头）。红外影像将视网膜下积液的范围勾勒得非常清楚（见图 2-6-8E、G）。而自发荧光显示，卵黄样病损为高自发荧光，色素上皮撕裂处为低自发荧光（见图 2-6-8F、H）。微视野显示，双眼黄斑中央视网膜敏感度下降，左眼更为严重，且有绝对盲点；MP-3 模式的结果比 MP-1 模式更细致，数个 MP-1 模式中显示的绝对盲点，在 MP-3 模式中发现还残存少量的视功能（见图 2-6-8I、J、K、L）。

此患者的多模影像检查结果表明，其黄斑区并没有脉络膜新生血管的生长，所以并非是湿性 AMD。患者存在肥厚的脉络膜，令人怀疑是否为慢性 CSC；还存在卵黄样病损，令人怀疑是否为遗传性的黄斑营养不良。基因检测显示 RP1L1 阳性，插入移码突变。RP1L1 基因通常与隐匿性黄斑营养不良有关，但是此患者黄斑的病变并不隐匿，所以更准确地说属于 RP1L1 相关性眼病。

Tips　　老年人黄斑有病变并非都是AMD，而对于临床上抗VEGF治疗无效的患者，需要重新思考诊断是否正确，避免无效治疗。

第三章　视网膜血管病变

第一节　视网膜动脉阻塞

视网膜动脉阻塞（ retinal artery occlusion，RAO ）是常见的致盲急症眼病之一，主要原因有栓塞、动脉管壁改变与血栓形成、血管痉挛等，因为视网膜急性缺血缺氧，细胞内水肿，继而组织坏死和萎缩，所以会导致缺血区域视网膜功能的急剧下降。根据动脉阻塞的范围不同，可分为中央动脉阻塞（ central retinal artery occlusion，CRAO ）和分支动脉阻塞（ branch retinal artery occlusion，BRAO ），其中中央动脉阻塞更为严重，视力可突然丧失，典型的眼底表现是后极部视网膜呈乳白色混浊以及黄斑樱桃红。

除了眼底表现，创伤性的眼底荧光血管造影可以发现动脉充盈迟缓甚至闭塞，是既往判断 RAO 的直接证据。如今眼底多模影像的应用，可以让我们通过非创伤性的手段，得到间接证据，同样可以诊断 RAO。譬如，OCT 检查可以发现，RAO 急性期视网膜因缺血缺氧而引起的细胞内水肿（ 组织结构紊乱、增厚和反射增强 ），慢性期则为视网膜萎缩（ 视网膜内层各层结构消失、变薄 ）；微视野的检查更是可以评价 RAO 所造成的视网膜功能的损害。

病例 3-1-1

女性，77 岁，VA OD：0.4，左眼义眼。

主诉：右眼无痛性视力突然下降 2 天。

诊断：右眼 BRAO。

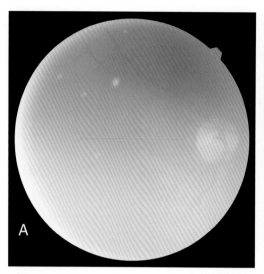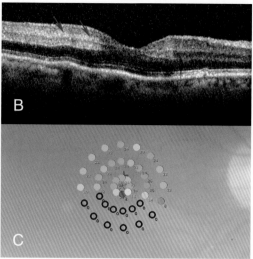

图3-1-1　就诊时右眼眼底彩照（A）、OCT（B）和微视野地形图（C）

病例分析与影像解读：

　　患者为老年女性，右眼无痛性视力突降2天就诊。眼科检查发现患者晶状体混浊，眼底模糊，但是依然可以看到黄斑中心下方的视网膜颜色略呈灰色（见图3-1-1A）。OCT检查发现黄斑旁的视网膜中层结构的反射性增强（见图3-1-1B红色箭头），为视网膜急性缺血导致的细胞内水肿。微视野检查显示对应区域为绝对盲点（见图3-1-1C）。

> **Tips**
>
> 　　此患者OCT上黄斑旁中层视网膜结构的反射增强病灶亦称为黄斑旁急性中层黄斑病变（paramacular acute middle maculopathy，PAMM），但是其病理性质实为视网膜深层毛细血管闭塞与缺血（retinal deep capillary ischemia，DCI），并且可以导致局部视功能急剧下降。

第二节　视网膜静脉阻塞

　　视网膜静脉阻塞（retinal vein occlusion，RVO）是临床常见眼底血管疾病之一，其特征是视网膜静脉迂曲扩张、血液淤滞、视网膜出血和水肿。同样，根据静脉阻塞的范围不同可分为中央静脉阻塞（central retinal vein occlusion, CRVO）和分支静脉阻塞（branch retinal vein occlusion, BRVO）。RAO 的病因比较复杂，年轻患者与老年患者病因不同。CRVO 与 BRVO 起因不同，可以是血管异常，也可以是血液成分的改变，或是血流动力学异常等多因素致病，不同病因其预后也会截然不同。

　　既往根据典型的眼底改变，结合造影检查，可以确诊此病。不过，如今创伤性的造影似乎不再是必需的检查，因为 OCTA 可以快速判断静脉阻塞的范围，是否存在缺血以及缺血的层次和范围，是否有视盘或视网膜新生血管（neovascularization of disc, NVD / neovascularization of retina elsewhere, NVE）的生长等。而 OCT 对视网膜黄斑水肿的判断也优于造影，它可以帮助鉴别细胞内和细胞外水肿，区分视网膜内囊样水肿和视网膜下积液等。微视野检查更是可以准确评价 RVO 对视网膜黄斑功能的影响，评判治疗效果以及对日后视网膜功能进行随访。

病例 3-2-1

　　男性，59 岁，VA OD: 0.7，VA OS: 1.0。
　　主诉：右眼视力下降半年，高血压病史 20 年。
　　诊断：右眼 BRVO，激光术后。

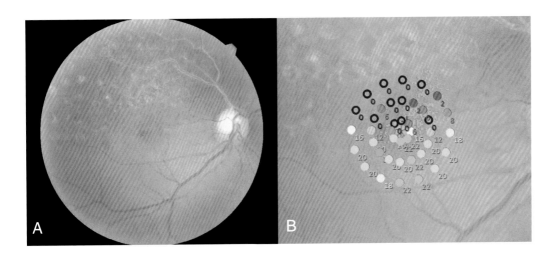

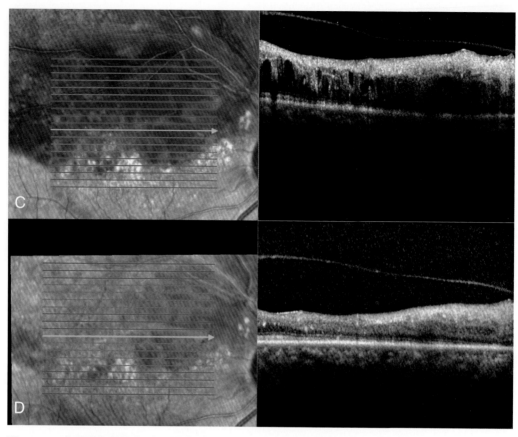

图3-2-1　右眼眼底彩照（A）、微视野数字图（B）和治疗前后的OCT（C、D）

病例分析与影像解读：

　　患者有多年的高血压病史，并在1年前发生右眼颞上分支静脉阻塞，并曾因黄斑水肿做过5次抗VEGF治疗和1次眼底激光治疗。眼底检查可见右眼颞上分支血管闭塞呈白线，该分布区可见大量激光斑，无出血、渗出和新生血管（见图3-2-1A）。治疗前的OCT显示视网膜水肿，结构紊乱（见图3-2-1C）；治疗后OCT显示黄斑无水肿，但外层视网膜有部分萎缩（见图3-2-1D）。微视野检查显示黄斑颞上病变区域为绝对暗点，注视点落在视网膜结构和功能相对良好的区域，且相对稳定（见图3-2-1B），所以中心视力可达0.7。

黄斑水肿、视网膜缺血、新生血管的生长、渗出和出血是RVO患者视力下降的重要原因。如今，抗VEGF和必要的激光治疗可以有效减轻黄斑水肿，控制新生血管生长，从而维持患者残留的有用视力。这是一个"丢车保帅"治疗成功的案例，并且微视野作为一种综合评价患者视功能的手段，在随访和指导治疗中可以起到重要作用。

病例 3-2-2

男性，56岁，BCVA OD 0.2。
主诉：右眼视力下降半年。
诊断：右眼 BRVO。

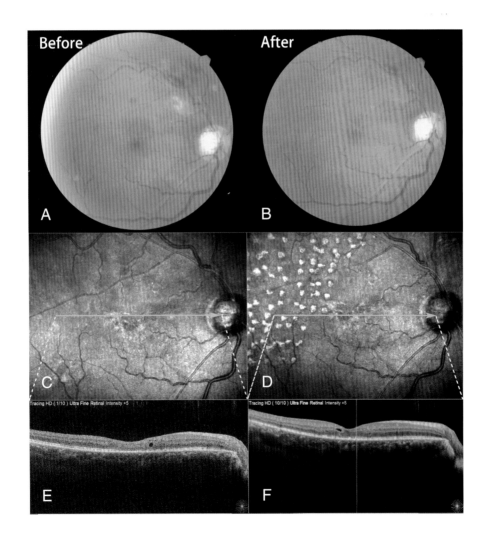

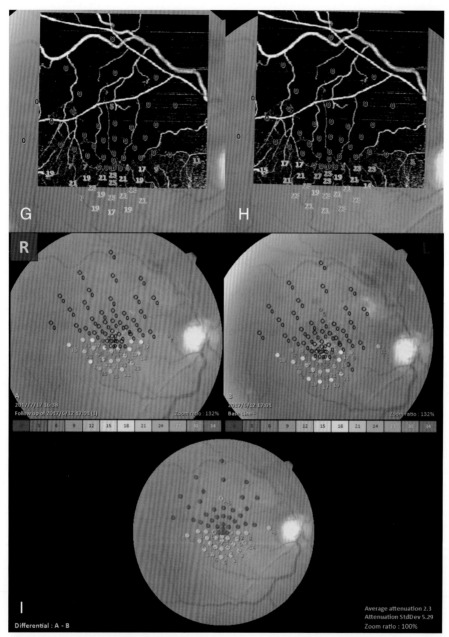

图3-2-2　右眼抗VEGF治疗后眼底彩照（A）、红外影像（C）、OCT（E）和
Overlay影像（G），激光治疗后眼底彩照（B）、红外影像（D）、OCT
（F）和Overlay影像（H），激光影像治疗前、后微视野对比图（I）

病例分析与影像解读：

　　患者右眼颞上分支静脉阻塞导致黄斑水肿，抗VEGF治疗后1个月，
视盘颞上仍有片状出血、渗出（见图3-2-2A）。红外影像及OCT检查显示
黄斑水肿消退，黄斑中心鼻侧及鼻上神经感觉层内层变薄(见图3-2-2C、E)。

Overlay 影像显示黄斑部光敏度普遍下降，Overlay 影像中 OCTA 显示颞上分支静脉阻塞区的无灌注区光敏度下降至 0dB；黄斑中部黄斑水肿消退区域低光敏度（见图 3-2-2G）。

激光治疗后 1 个月，眼底出血、渗出完全吸收，颞上病变区可见激光光斑（见图 3-2-2B），红外影像及 OCT 检查显示黄斑部形态、结构大致同激光治疗前（见图 3-2-2D、F）。Overlay 影像显示黄斑中央光敏度没有改善，颞上激光治疗区域仍表现为无灌注，光敏度仍然为 0dB，而黄斑下部光敏度得到明显提升，证明患者黄斑下部组织功能有所恢复（见图 3-2-2H）。

微视野随访分析激光治疗后（见图 3-2-2I 左上）同治疗前（见图 3-2-2I 右上）定位对比的量化结果（见图 3-2-2I 下）显示：黄斑部低光敏度范围未见明显扩大，上半无灌注区域视敏度未恢复，下半光敏度显著改善。

> **Tips**　患者分支静脉阻塞累及黄斑，抗VEGF治疗后黄斑水肿消退，视力无改善。但值得注意的是，微视野检测注视点仍居中心。通过Overlay平台，可以对异常血流病灶及无灌注区进行定位并定量测定光敏度，为激光治疗中保护光敏度好的区域及注视点提供帮助。

病例 3-2-3

男性，48 岁，BCVA OS: 0.3。

主诉：左眼视力下降，左眼黄斑水肿抗 VEGF 治疗后。

诊断：左眼 BRVO，黄斑水肿，抗 VEGF 治疗后。

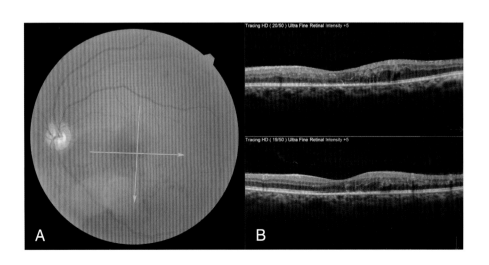

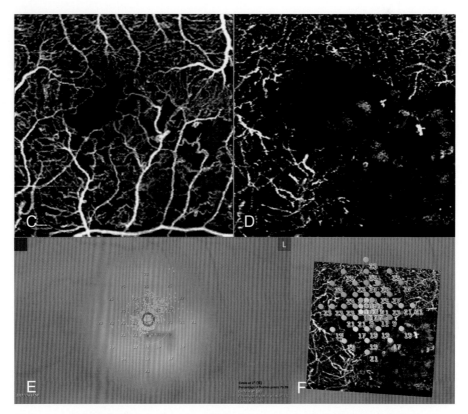

图3-2-3　左眼眼底彩照（A）、OCT检查（B）、OCTA视网膜浅层血管丛（C）、
OCTA视网膜深层血管丛（D）、微视野检查（E）和Overlay影像（F）

病例分析与影像解读：

　　患者左眼颞下 BRVO 黄斑水肿抗 VEGF 后，视网膜出血尚未吸收（见图 3-2-3A）。OCT 检查显示左眼黄斑中心下方及颞下神经感觉层厚度增加，结构紊乱（见图 3-2-3B）。OCTA 检查视网膜浅层血管丛可见黄斑中部及颞下视网膜浅层无灌注（见图 3-2-3C 红色箭头），并可见侧支循环（见图 3-2-3C 绿色箭头）；深层视网膜血管丛揭示无灌注区域明显大于浅层血管丛（见图 3-2-3D 红色箭头）。微视野地形图中黄色区域显示视敏度中度下降范围，固视点弥散，2°以内固视率 79.3%（见图 3-2-3E）。Overlay 影像显示：BRVO 病变区域中微视野检查的视敏度下降范围明显大于浅层缺血区，与视网膜深层血管丛所显示的无灌注区更为对应（见图 3-2-3F）。

　　在视网膜静脉阻塞中，不仅可发生视网膜浅层毛细血管闭塞，深层毛细血管亦可闭塞，形成更广泛的无灌注。Overlay影像可同时显示病变区域的血流状态、缺血范围和病变区的视功能状态，实现结构与功能的同步综合评估。

病例 3-2-4

女性，24 岁，BCVA OD: 0.25，BCVA OS: 1.0。

主诉：右眼视力下降 1 周。

诊断：右眼 CRVO。

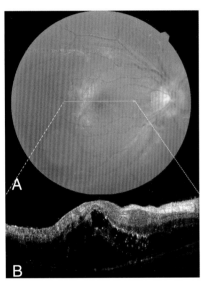

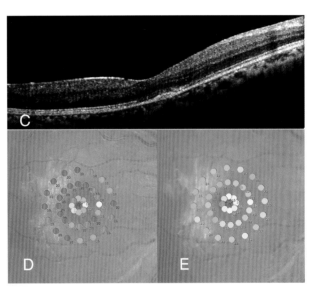

图3-2-4　就诊时右眼眼底彩照（A）、OCT（B）、抗VEGF治疗后OCT（C）以及微视野数字图MP-1模式（D）和MP-3模式（E）

病例分析与影像解读：

　　患者为青年女性，眼底出现视盘水肿，静脉扭曲、扩张、渗漏，以及黄斑水肿等 CRVO 的表现（见图 3-2-4A）。与老年 CRVO 患者不同，年轻患者往往是无系统性疾病的健康人，男性多见，可能跟感染有关，多被称为视盘血管炎。其视力预后具有两个极端，多数患者视力恢复良好，但是约 1/3 的患者最终视力却在 0.1 以下。黄斑水肿是该病最常见的并发症，如今抗 VEGF 治疗可以让水肿迅速消退（见图 3-2-4B、C）。而微视野可以比中心视力更全面地反映患者黄斑区的视网膜功能（见图 3-2-4D、E）。

Tips

通常情况下，CRVO患者眼底可见沿神经纤维分布的放射状、线状或火焰状出血，但也有部分患者尤其是年轻患者，病变开始时却没有或少有视网膜出血，但是静脉迂曲扩张和黄斑高度水肿都已说明了静脉回流有障碍，静脉压力增高，并且这种压力可以传递给动脉，继而造成视网膜动脉的血流淤滞。相反，出血较多的患者由于静脉压力得到一定的释放，反而不易造成继发的动脉淤滞。

第三节 糖尿病性视网膜病变

糖尿病性视网膜病变（diabetic retinopathy, DR）是全身系统性疾病引起眼底血管病变的典型案例，是糖尿病的严重并发症之一，具有特异性眼底改变，以微血管病变为主要表现，包括微动脉瘤、出血、渗出、棉绒斑、静脉串珠状、视网膜内微血管异常（intraretinal microvascular abnormality, IRMA），以及糖尿病性黄斑水肿（diabetic macular edema, DME）等。广泛缺血还会引起视网膜或视盘新生血管（neovascularization of retina elsewhere, NVE 或 neovascularization of disc, NVD）、视网膜前出血及牵拉性视网膜脱离等。临床上根据是否出现视网膜新生血管为标志，将没有视网膜新生血管形成的 DR 称为非增殖性糖尿病性视网膜病变（non-proliferative diabetic retinopathy, NPDR）（或称单纯型或背景型），有视网膜或视盘新生血管形成的 DR 称为增殖性糖尿病性视网膜病变（proliferative diabetic retinopathy, PDR）。

既往 FFA 是判断眼底微血管病变的主要手段，甚至在眼底镜下尚未发现 DR 改变时，FFA 就可出现异常荧光形态。但是，如今非创伤性的 OCTA 几乎可以揭示所有糖尿病性的微血管改变，如微动脉瘤、毛细血管扩张、黄斑弓环破坏、无灌注区、动静脉异常以及视网膜新生血管等，而且分辨率比 FFA 还高。OCT 检查可以判断黄斑水肿的严重程度，随访治疗效果。微视野检查则可以全面评估患者的视功能。功能性多模影像平台更是为 DR 患者的管理提供了全方位的帮助。

病例 3-3-1

女性，53 岁，BCVA OD: 0.5，BCVA OS: 0.5。

主诉： 双眼视力模糊半年。

诊断： 双眼 NPDR。

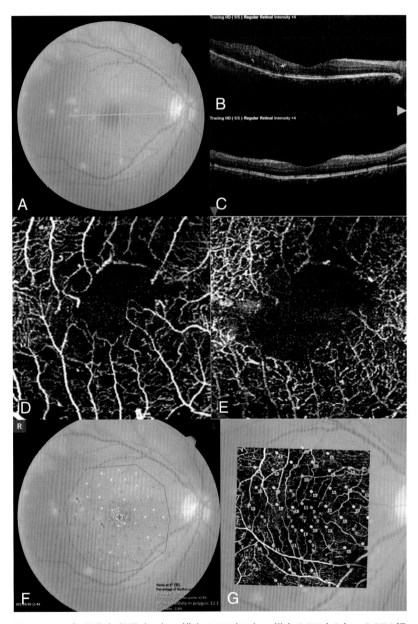

图3-3-1　右眼眼底彩照（A）、横向OCT（B）、纵向OCT（C）、OCTA视网膜浅层血管丛（D）、OCTA视网膜深层血管丛（E）、微视野数字图（F）、Overlay影像（G）

病例分析与影像解读：

患者具有双眼 NPDR 改变，这里展示的右眼眼底可见散在微动脉瘤、小片出血和脂质沉着（见图 3-3-1A）。OCT 未显示黄斑水肿（见图 3-3-1B、C），但 OCTA 发现黄斑弓环破坏，FAZ 扩大，黄斑旁毛细血管密度降低，并且视网膜浅层血管丛和深层血管丛的改变并不一致（见图 3-3-1D、E）。微视野检查显示后极部视网膜总体光敏感度有下降，但固视还相当稳定（见图 3-3-1F），所以患者有 0.5 的中心视力。

病例 3-3-2

男性，60 岁，BCVA OD: 0.8，BCVA OS: 0.8。

主诉： 糖尿病史 10 年，双眼要求眼底检查。

诊断： 双眼 NPDR。

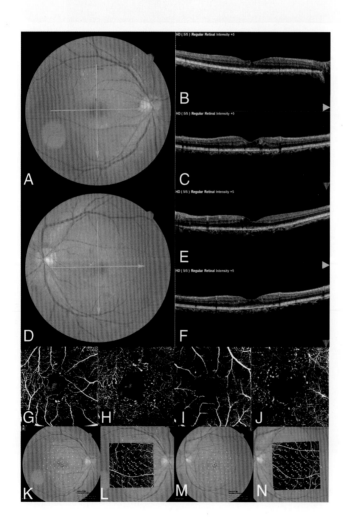

图3-3-2　右眼眼底彩照（A）、横向OCT（B）、纵向OCT（C）、OCTA视网膜浅层血管丛（G）、OCTA视网膜深层血管丛（H）、微视野数字图（K）以及Overlay影像（L），左眼眼底彩照（D）、横向OCT（E）、纵向OCT（F）、OCTA视网膜浅层血管丛（I）、OCTA视网膜深层血管丛（J）、微视野数字图（M）以及Overlay影像（N）

病例分析与影像解读：

此患者有 10 年的糖尿病病史，双眼视力尚有 0.8。眼底检查发现双眼散在微动脉瘤、小片出血和脂质沉着（见图 3-3-2A、D）。OCT 检查显示双眼黄斑尚没有水肿（见图 3-3-2B、C、E、F）。但是 OCTA 检查发现双眼无论是视网膜浅层还是深层血管丛，均可看到微血管的改变和微动脉瘤的形成，且深层比浅层更多（见图 3-3-2G、H、I、J）。微视野检查显示双眼后极部的平均视网膜光敏感度下降，但固视非常稳定（见图 3-3-2K、M），所以视力保持在 0.8。

> **Tips**
>
> 以上两例NPDR患者均无DME，但是微视野检查发现后极部视网膜总体的光敏感度已经有所下降，OCTA检查发现黄斑区毛细血管已经出现异常，虽然尚不需要抗VEGF治疗，但是需要密切随访黄斑结构和功能的变化。OCTA和微视野均为非创伤性检查，有利于患者随访。

病例 3-3-3

男性，53 岁，BCVA OD: 0.15，BCVA OS: 0.4。

主诉：双眼视力下降 6 个月。

诊断：右眼 NPDR，左眼 PDR，双眼 DME。

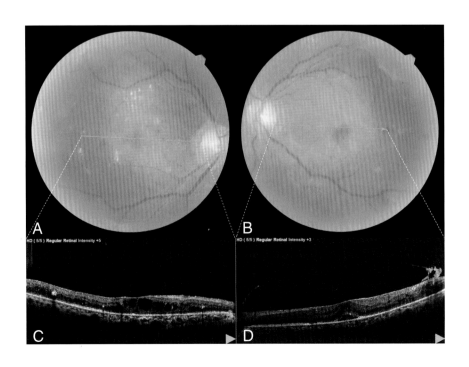

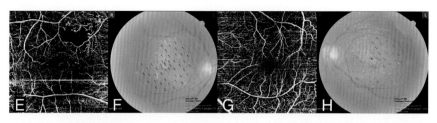

图3-3-3　右眼眼底彩照（A）、OCT（C）、OCTA视网膜浅层血管丛（E）和微
　　　　视野数字图（F），左眼眼底彩照（B）、OCT（D）、OCTA视网膜浅
　　　　层血管丛（G）和微视野数字图（H）

病例分析与影像解读：

　　患者有多年的糖尿病史，眼底检查发现右眼微动脉瘤、出血、渗出及视网膜水肿（见图 3-3-3A），左眼颞侧已有 NVE 的生长（见图 3-3-3B）。OCT 显示双眼黄斑水肿，右眼以视网膜层间积液为主（见图 3-3-3C），左眼则以视网膜下积液为主（见图 3-3-3D）。OCTA 显示右眼黄斑弓环破坏明显，且黄斑旁有明显的缺血无灌注区（见图 3-3-3E）；左眼则相对较好（见图 3-3-3G）。微视野显示左眼视网膜功能总体好于右眼（见图 3-3-3F、H）。

Tips　　DME的严重程度与是否为增殖性DR并无直接关系。此患者右眼并未进入增殖期，但DME相对严重，且以视网膜层间积液为主，所以视力更差；而左眼虽然已经进入增殖期，但是DME较轻，以视网膜下积液为主，黄斑弓环破坏不严重，视力反而相对较好。

病例 3-3-4

　　男性，45 岁，BCVA OD: 0.15，BCVA OS: 0.5。
　　主诉：双眼视力下降 1 年，右眼加重 2 个月。
　　诊断：双眼 NPDR，右 CME。

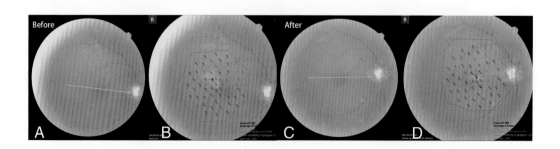

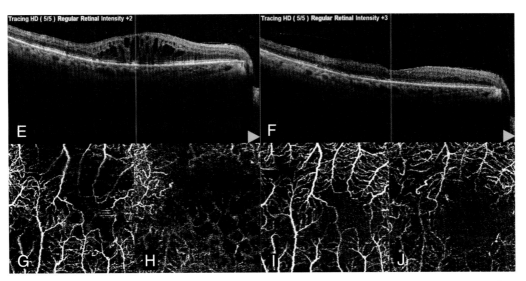

图3-3-4　右眼抗VEGF治疗前眼底彩照（A）、微视野数字图（B）、OCT（E）、OCTA视网膜浅层血管丛（G）和深层血管丛（H）；右眼抗VEGF治疗后眼底彩照（C）、微视野数字图（D）、OCT（F）、OCTA视网膜浅层血管丛（I）和深层血管丛（J）

病例分析与影像解读：

患者右眼因 NPDR、DME 而行抗 VEGF 治疗。治疗前黄斑水肿明显（见图 3-3-4A、E）。OCTA 显示无论视网膜浅层还是深层血管丛都可以看到黄斑弓环的破坏和黄斑旁毛细血管密度的下降（见图 3-3-4G、H）。治疗后黄斑水肿消退（见图 3-3-4C、F），黄斑旁毛细血管密度有所增加（见图 3-3-4I、J）。微视野检查发现治疗前后的后极部视网膜总体光敏感度并无明显改善，但是患者的固视变得集中而稳定（见图 3-3-4B、D），因此中心视力也稍稍提高到 0.3。

Tips 　　抗VEGF治疗是目前DME首选的治疗方法，通过治疗可以消退黄斑水肿、改善视网膜结构，进而改善视功能。无创伤性的OCTA检查可以方便随访黄斑周围微血管的密度变化，而微视野检查则可以有效评价治疗前后视网膜功能的变化，包括固视点的变化。

病例 3-3-5

患者 女 43 岁，BCVA OS 0.3。

主诉：左眼糖尿病性视网膜病变激光治疗后。

诊断：左眼 PDR、PRP 后。

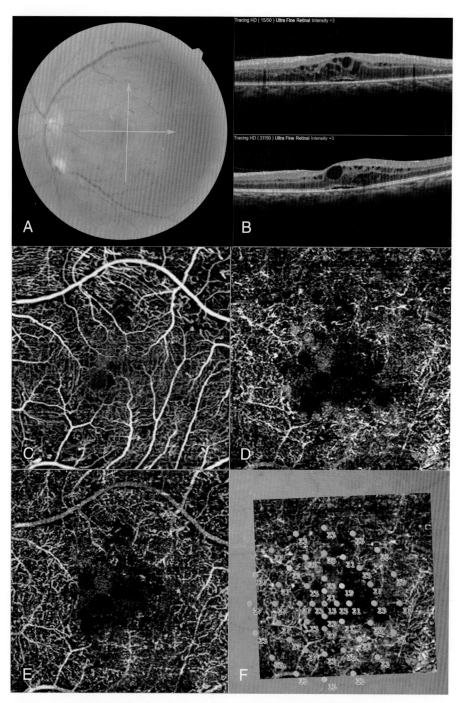

图3-3-5　左眼眼底彩照（A）、OCT（B）、OCTA视网膜浅层血管丛（C）、OCTA
　　　　　视网膜深层血管丛（D）、OCTA色彩标记图（E）和Overlay影像（F）

病例分析与影像解读：

　　患者左眼眼底散在点片状出血，硬性渗出，上下血管弓外可见部分视网膜光凝光斑（见图 3-3-5A）。OCT 检查显示黄斑水肿，既有视网膜层间积液，又有视网膜下积液（见图 3-3-5B）。OCTA 视网膜浅层血管网示黄斑拱环不规则，血流密度尚可（见图 3-3-5C）；视网膜深层血管网示黄斑部大片不规则无血流区，即缺血区（见图 3-3-5D）。OCTA 色彩标记图一目了然地显示视网膜深层毛细血管受累比浅层的更严重（见图 3-3-5E）。Overlay 影像揭示黄斑中部 OCTA 视网膜深层血管丛 3mm×3mm 无灌注，微视野显示此处视敏度下降（见图 3-3-5F 黄色数字标识）。

> **Tips**
>
> 该患者为糖尿病性黄斑水肿，Overlay影像显示黄斑部的视网膜深层血管丛无血流信号区范围更大，表明黄斑区深层视网膜血管闭塞更明显。在3mm×3mm的黄斑无灌注区中，只有中部1PD左右光敏度不同程度下降，其他无灌注区光敏度正常。结合OCT发现，光敏度下降部位视网膜外层结构破坏。由此提示，黄斑水肿及无灌注中，Overlay影像显示视敏度低的部位，为视网膜外层受累及损伤的部位，而视网膜内层的水肿尚未导致视敏度严重下降。

第四节　视网膜大动脉瘤

视网膜大动脉瘤（macroaneurysm）多发于患有系统性高血压病及动脉硬化的 60 岁以上老年人，女性多于男性，多为单眼，少数为双眼发病。它是一种获得性的视网膜血管异常。瘤体通常位于视网膜中央动脉二、三级分支处，为圆形或梭形囊样橘红色的膨隆，瘤体较大，不同于糖尿病视网膜病变、视网膜中央静脉阻塞等所见的微动脉瘤（microaneurysm，MA）。

患病早期，因患者无任何症状，所以视网膜大动脉瘤很少被发现，患者往往待瘤体破裂出血、视力下降后才就诊，所以初诊时临床上多表现为眼底后极部出血，瘤体周围有环状黄白色渗出，有的还有盘状浆液性视网膜神经感觉层浅脱离和视网膜层间的水肿。出血量较多时不仅可以遮盖病灶，还可突破内界膜进入玻璃体。因为多发生于老人，所以往往会与 AMD 或 PCV 等相混淆。既往通常需要行 FFA 和 ICGA 来进行鉴别诊断，但是目前非创伤性的 OCTA 检查可以快速诊断和鉴别诊断此病。

病例 3-4-1

女性，72 岁，BCVA OD: 0.8，BCVA OS: 0.12。

主诉： 左眼视力下降 3 个月。高血压病史 20 年。

诊断： 左眼视网膜大动脉瘤。

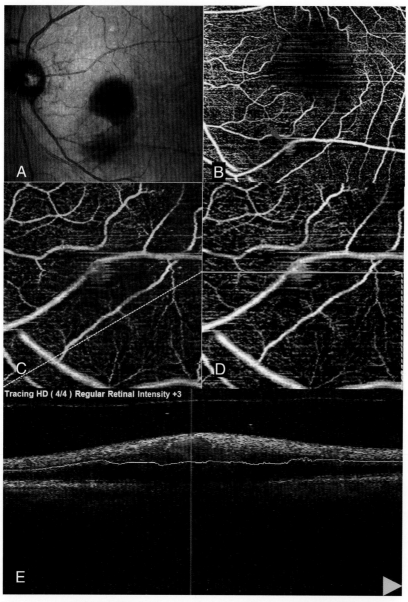

图3-4-1　左眼红外影像（A）、6mm×6mm的OCTA视网膜浅层血管丛
　　　　（B）、局部放大的OCTA色彩标记图（C）和OCTA视网膜浅层血
　　　　管丛（D）、叠加红色血流信号的经过病灶的B扫描断层影像（E）

病例分析与影像解读：

患者左眼视力下降 3 个月就诊，就诊时眼底检查发现黄斑出血（见图 3-4-1A）。OCTA 影像（见图 3-4-1B、D）发现颞下视网膜大动脉旁有异常的血流信号（红色箭头）。色彩标记的 OCTA 影像显示病灶的位置非常表浅（见图 3-4-1C，红色标记神经纤维层内的毛细血管）。经过病灶的 B 扫描影像更是显示病灶位于神经纤维层且内部存在血流信号（见图 3-4-1E），而视网膜外层并没有血流信号，即没有 CNV 的存在，所以可以判断此患者的黄斑出血为视网膜大动脉瘤而非 CNV 破裂所致。

Tips　　老年患者出现黄斑出血往往会考虑湿性AMD，但是有时需要与后极部视网膜血管性疾病引起的出血相鉴别，以往FFA或ICGA造影是最常用的鉴别手段，而如今OCTA检查就可以快速识别出血的原因。

第五节　黄斑旁毛细血管扩张症

黄斑旁毛细血管扩张症（macular telangiectasia，Mac Tel）最初由 Gass 于 1968 年提出，并分为 3 种类型，之后 Yannuzzi 又对其进行了新的分型。

1 型：先天性，单眼发病，男性多见，实为 Coats 病的一种，表现为黄斑旁毛细血管扩张、微动脉瘤形成和黄斑水肿。

2 型：获得性，双眼发病，无性别差异或女性略多，通常见于中老年患者，表现为黄斑或黄斑旁的毛细血管异常扩张，伴有外核层和椭圆体带的丢失，继而视网膜全层出现囊状空泡样改变，晚期可以出现黄斑裂孔、色素增殖或 CNV 生长等。值得注意的是，术语"Mac Tel"通常是于指 Mac Tel 2 型。

3 型：非常罕见，主要表现为黄斑区毛细血管闭塞，以及邻近血管代偿性扩张，往往伴有全身系统性疾病或综合征，所以 Yannuzzi 将此型剔除。

最新病理学研究表明，Mac Tel 2 型可能是累及 Müller 细胞的慢性神经退行性病变，导致血管性炎症、闭塞和毛细血管扩张，视网膜外层丢失，视网膜内形成空腔或假性黄斑板层裂孔等，晚期继发 CNV、出血渗出和瘢痕形成。

病例 3-5-1

男性，43 岁，BVCA OD: 0.8。

主诉： 右眼视力下降、视物变形 1 年。

诊断： 右眼旁黄斑毛细血管扩张 1 型。

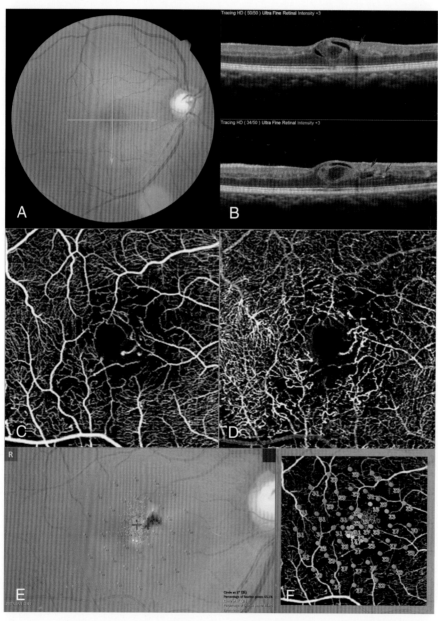

图3-5-1　右眼眼底彩照（A）、OCT（B）、OCTA视网膜浅层毛细血管丛（C）、
　　　　OCTA视网膜深层毛细血管丛（D）、微视野数字图（E）和Overlay影像（F）

病例分析与影像解读：

患者右眼眼底黄斑中心凹光反射消失（见图 3-5-1A）。OCT 检查示黄斑水肿，中心凹外视网膜内层多发点状高反射病灶（见图 3-5-1B，红色箭头）。OCTA 检查视网膜浅层血管网可见黄斑部毛细血管网状及管壁瘤状扩张，可见部分毛细血管闭塞形成小的无血管区（见图 3-5-1C，红色箭头）。视网膜深层血管网显示毛细血管扩张区范围明显大于浅层成像（见图 3-5-1D）。微视野检查黄斑中央及鼻上视敏度下降，其余部位正常（见图 3-5-1E）。Overlay 影像中，微视野黄斑中心及鼻上视敏度下降（黄色数字标识）区域，对应 OCTA 视网膜血管扩张较重及小的无灌注区域（见图 3-5-1F）。

Tips　　　通过Overlay影像可以观察到，OCTA显示的毛细血管扩张及小的无灌注中，微视野对位检查只有黄斑中心及鼻上视敏度下降，提示病变区内视功能损伤不均匀，局部病变未失代偿。而OCTA中显示的"无灌注"实为视网膜内水肿、层间积液形成的囊腔，它向周围挤压着邻近的毛细血管，最终导致毛细血管的闭塞。Overlay把不同层次血流成像分别与视功能检查整合，有助于分析解读单一层次成像缺失的信息。

病例 3-5-2

男性，55 岁，BCVA OD: 0.6，BCVA OS: 1.0。

主诉： 右眼视力模糊半年。

诊断： 双眼黄斑旁毛细血管扩张症 2 型。

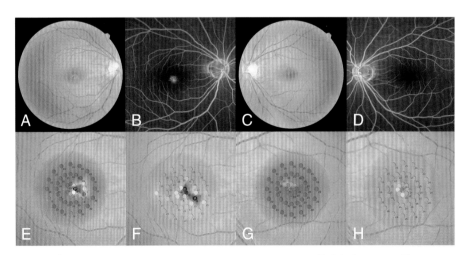

图3-5-2　右眼眼底彩照（A）、FFA（B）、微视野地形图MP-1模式（E）和MP-3模式（F），
　　　　　左眼眼底彩照（C）、FFA（D）、微视野地形图MP-1模式（G）和MP-3模式（H）

病例分析与影像解读：

患者因右眼不适就诊，但是检查发现双眼受累，并以右眼为甚（见图 3-5-2A~D），右眼 FFA 可以看到明显的黄斑旁毛细血管扩张和渗漏。微视野检查发现病变对应区域视网膜功能下降（见图 3-5-2E~H），右眼存在绝对盲点；而无症状的左眼，无论是 0~20db 的 MP-1 模式，还是 0~34db 的 MP-3 模式，都检测到旁中心的相对暗点。

> **Tips**　虽然患者左眼无症状，且眼底改变不明显，但是微视野已经检测到视网膜功能的变化，这对疾病的早期发现非常有价值，同时也为此病诊断为视网膜神经退行性病变提供了间接的证据。

病例 3-5-3

男性，46 岁，BCVA OD 1.2。
主诉： 发现右眼底出血 1 个月。
诊断： 右眼旁黄斑毛细血管扩张 1 型。

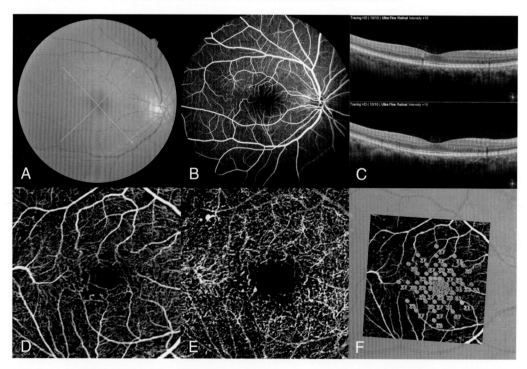

图3-5-3　右眼眼底彩照（A）、FFA（B）、OCT（C）、OCTA视网膜浅层血管丛（D）和深层血管丛（E）、Overlay影像（F）

病例分析与影像解读：

　　患者无自觉不适，体检发现右眼底出血。眼底彩照，右眼黄斑颞上点状出血、渗出（见图3-5-3A）。FFA检查32.84s可见黄斑颞上毛细血管扩张及微动脉瘤。OCT检查黄斑未见水肿，各层次形态结构未见明显异常（见图3-5-3C）。OCTA检查血流成像优于FFA检查，视网膜浅层血管网、黄斑颞侧毛细血管网状及微动脉瘤状扩张，颞下毛细血管闭塞形成小的无血管区（见图3-5-3D，红色箭头）；视网膜深层血管网显示毛细血管扩张区范围明显大于浅层成像，微动脉瘤也更加明显（见图3-5-3E，绿色箭头）。Overlay影像可见OCTA所显示的视网膜血管扩张及无灌注区域对应区域视敏度均正常（见图3-5-3F），结合OCT无黄斑水肿，说明毛细血管扩张及微动脉瘤引起的渗漏仍可代偿，未引起黄斑结构和功能的明显破坏。

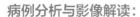

Tips　　对于毛细血管扩张、微动脉瘤及小的视网膜血管闭塞，OCTA检查要明显优于FFA检查。在黄斑部毛细血管扩张及微动脉瘤相关病例中，OCTA对血管的显影比FFA更清晰，但不能观察到渗漏。结合OCT观察是否合并水肿，或通过Overlay平台进行形态及功能的综合评估，可弥补上述不足。

第一节　前部缺血性视神经病变

前部缺血性视神经病变（anterior ischemic optic neuropathy, AION）属于缺血性视神经病变的一种，是指供养视神经的睫状后动脉分支发生供血不足，引起视乳头局部缺血性病理改变。根据病因可分为动脉炎性和非动脉炎性，后者多与高血压、糖尿病和颈动脉狭窄等有关，严重损害患者视功能。

AION 表现为突发明显视力下降。根据病史、患病眼相对性瞳孔传入障碍、眼底检查、视野检查等多可明确诊断。OCTA 检查为协助 AION 诊断提供了新手段。

病例 4-1-1

男性，48 岁，BCVA OD: 1.0，BCVA OS: 1.2。
主诉： 左眼下方视野缺损 3 天，高血压病史 8 年。
诊断： 左眼前部缺血性视神经病变，高血压病。

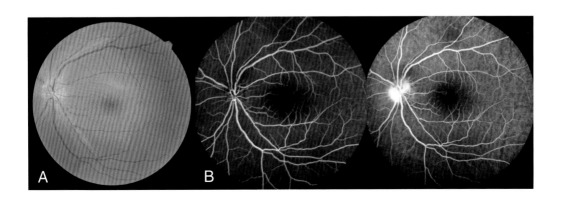

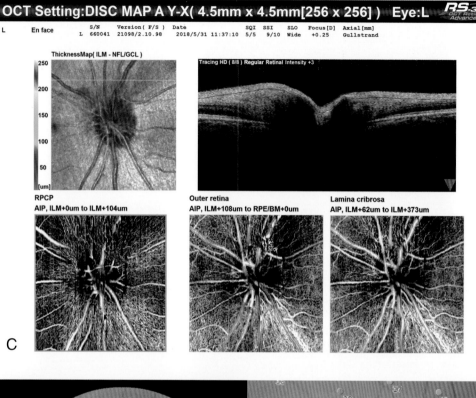

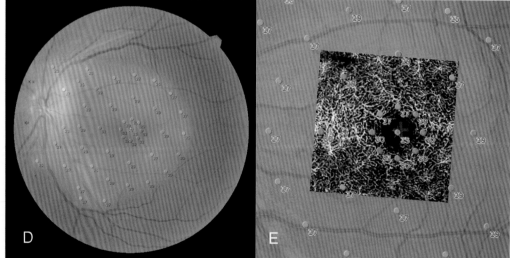

图4-1-1　左眼眼底彩照（A）、FFA静脉期（35'87）和晚期（12'29）（B）、视盘OCTA（C）、微视野地形图（D）、Overlay影像（E）

病例分析与影像解读：

　　患者左眼眼底检查显示视乳头鼻侧及上部轻度水肿，边界模糊，颞侧及颞下部分边界清楚（见图 4-1-1A）。FFA 检查静脉期（35'87）视盘上方充盈不良，视盘鼻下和颞上表面毛细血管扩张，晚期（12′29）视盘不均匀荧光渗漏（见图 4-1-1B）。在 OCTA 分层成像中，视盘浅层（RPCP 层）成像，视盘表面毛细血管明显扩张（见图 4-1-1C 左下），而筛板前区至筛板分层成像，则显示视盘上方血流缺失（见图 4-1-1C 中下和右下）。微视野检查显示视盘颞侧及黄斑区视敏度正常（见图 4-1-1D）。Overlay 影像分析揭示 OCTA 可见视盘鼻上部缺血区，因为未累及黄斑部，因此未引起黄斑部视敏度下降（见图 4-1-1E）。

Tips　　OCTA可以检查视盘分层血供，为AION提供了新的检测手段。而Overlay影像可检查并监测AION缺血引起的视野缺损对黄斑部的影响，以及对中心视敏度的影响。

第二节　视盘小凹

　　先天性视盘小凹（congenital pit of the optic nerve disc）是一种比较少见的视盘发育不良，是由于神经外胚叶发育缺陷所致的视乳头神经实质的先天性缺损，表现为视盘局部灰白色缺损，形成圆形小凹。视盘小凹多无症状，在继发黄斑部浆液性感觉神经层脱离及囊样变性时引起视力下降。此外，与视盘小凹部位对应的视网膜神经纤维层不同程度缺损，也是影响患者视功能的主要原因。

病例 4-2-1

　　男性，63 岁　BCVA OD: 1.0, BCVA OS: 1.0。
　　主诉： 无不适主诉，体检时无意中发现眼底异常。
　　诊断： 左眼视盘小凹。

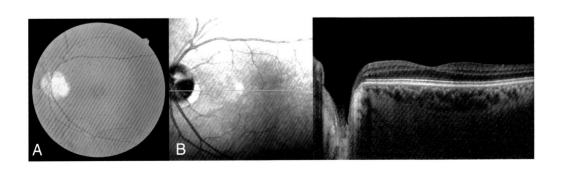

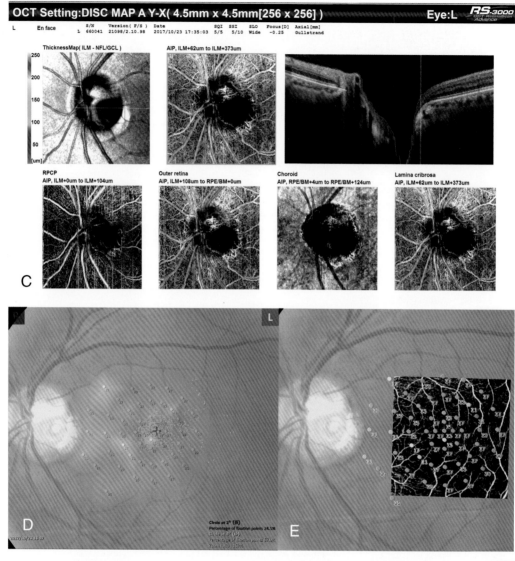

图4-2-1　左眼眼底彩照（A）、OCT（B）、OCTA各层血流图（C）、微视野地形图（D）、黄斑区Overlay影像（E）

病例分析与影像解读：

　　患者左眼视盘颞下部位见视盘小凹（见图 4-2-1A）。OCT 可见左眼视盘小凹及其对应部位乳斑束神经纤维层缺失（见图 4-2-1B）。OCTA 视盘分层成像见各个层次视盘小凹部位均呈血流信号缺失状态（见图 4-2-1C）。微视野检查示左眼黄斑平均视敏度 25.8dB，未见明显降低（见图 4-2-1D）。黄斑区 OCTA 的各层血流信号未见异常。Overlay 影像中的 OCTA 为视网膜浅层血管丛，与此对应的视敏度正常（见图 4-2-1E）。

　　　患者为左眼视盘小凹。OCTA显示视盘小凹部位无血流。OCT显示与视盘小凹对应的乳斑束感觉神经层缺失，而该区域视敏度正常。提示在此病例中，与视盘小凹相关的乳斑束神经纤维层缺失并非完全的全层缺失。

病例 4-2-2

男性，28 岁，BCVA OS: 1.0。

主诉：左眼视物发现旁中心暗点。

诊断：左眼视盘小凹。

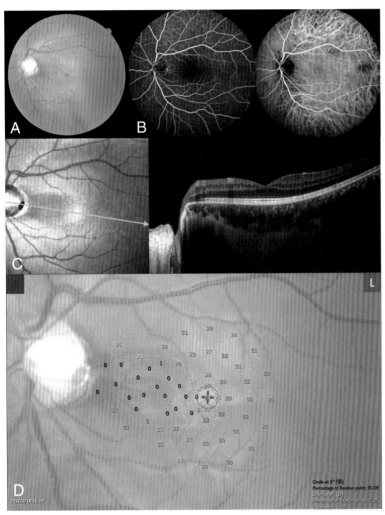

图4-2-2　左眼眼底彩照（A）、FFA及ICGA（B）、OCT（C）和微视野数字图（D）

病例分析与影像解读:

患者左眼视盘小凹,视盘至黄斑椭圆形反光暗区(见图4-2-2A)。FFA-ICGA 检查眼底始终未见明显异常荧光(见图4-2-2B)。OCT 显示左眼视盘小凹及其对应部位乳斑束神经纤维层缺失(见图4-2-2C)。

微视野检查显示患者 2° 以内固视率 95.6%,4° 以内固视率为 99%。视盘黄斑间视敏度低,与 OCT 显示的乳斑束神经纤维层缺失区域对应处完全无视敏度(视敏度为 0 dB),故而患者主诉旁中心暗点(见图4-2-2D)。

Tips　患者左眼视盘小凹明确,OCT显示乳斑束神经感觉层缺失,与此对应的视敏度为0dB,即旁中心暗点;但患者中心注视,视力好,提示OCT显示的乳斑束神经纤维层缺失并非完全的全层缺失,患眼残存由黄斑中心凹发出的神经纤维。

第五章　脉络膜炎

脉络膜炎总体包括感染性和非感染性两大类。对怀疑病原体感染所致的脉络膜炎，应进行相应病原学检查，并根据结果采取针对性的抗感染治疗；而非感染性脉络膜炎约50%以上目前无明显病因可查，有的属于自身免疫性疾病，所以多采用以激素、免疫抑制剂为主的综合治疗方法。

脉络膜炎患者有的视力预后非常好，而有的却非常差。既往采用传统眼底检查方法并不能给临床医生一个很好的解释。但是现在基于功能性眼底多模影像平台所提供的信息，我们发现视网膜的结构和功能具有良好的对应性。视网膜尤其是视网膜外层结构的异常，哪怕非常轻微，都会造成视功能的损害，而这种外层结构的损害可以是由邻近脉络膜的炎症波及而致。此外，后极部的炎症还可以继发CNV的生长，前者需要抗炎治疗，后者则需要抗VEGF治疗。但是传统的影像检查有时难以分辨炎症和CNV病灶，而最新的OCTA技术可以帮助鉴别。

第一节　Vogt-小柳-原田病

Vogt-小柳-原田病（Vogt-Koyanagi-Harada disease，VKH）是一种侵犯全身黑色素细胞的自身免疫性疾病。炎症反应累及全身多系统，眼部特点为双侧肉芽肿性全葡萄膜炎，可伴发脑膜刺激征、耳鸣、听力障碍、皮肤白癜风、毛发变白等改变。

VKH眼部分期包括：前驱期、葡萄膜炎期、恢复期、复发期。进入葡萄膜炎期后，由于脉络膜炎性渗出增多，伴有视乳头充血、水肿，继发视网膜色素上皮结构及功能改变，并引起视网膜感觉神经层脱离等，引起明显的视功能障碍。

病例 5-1-1

男性，41 岁，BCVA OD: 0.4，BCVA OS: 0.3。

主诉： 双视力下降 1 周。

诊断： 双眼 VKH。

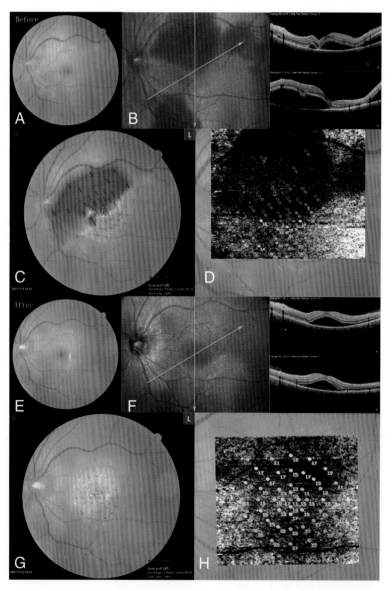

图5-1-1 就诊时左眼眼底彩照（A）、OCT（B）、微视野地形图
（C）和Overlay影像（D），激素治疗1周后的左眼眼底彩照
（E）、OCT（F）、微视野地形图（G）和Overlay影像（H）

病例分析与影像解读:

患者双眼发病,眼底表现大致相同,这里展示的是左眼。眼底检查后极部视网膜水肿,多发视网膜脱离(见图 5-1-1A)。OCT 检查左眼多发视网膜脱离(见图 5-1-1B)。微视野检查显示黄斑部视敏度明显下降,黄斑鼻上视敏度重度下降(见图 5-1-1C,红色标识)。Overlay 影像显示 OCTA 脉络膜毛细血管层在病变区血流信号消失,是由于脉络膜炎性浸润及脉络膜缺血所致。与此血流信号消失的病变区对应,微视野检查可见视敏度明显下降(见图 5-1-1D,红色标识)。

糖皮质激素冲击治疗后 1 周,左眼黄斑区大部分视网膜脱离复位(见图 5-1-1E);OCT 检查显示黄斑中部视网膜下积液减少,视网膜水肿消退(见图 5-1-1F)。微视野检查显示黄斑部视敏度明显改善(见图 5-1-1G,黄色数字)。Overlay 影像揭示,在视敏度明显改善的部位,对应的 OCTA 检查显示该区域脉络膜血流信号部分恢复(见图 5-1-1H,黄色标识)。

Tips OCTA可以分层显示视网膜及脉络膜各个层次的缺血状态,每一层次结构失代偿均可导致对应部位视功能损伤。Overlay影像可以对位整合视网膜及脉络膜不同层次的血流信号及视功能检查,同步显示及分析不同层次病变结构和功能。

第二节 多灶性脉络膜炎

多灶性脉络膜炎(multifocal choroiditis,MFC)是一组脉络膜浅层的、累及 RPE 的炎性眼底疾病。近年来认为,MFC 与点状内层脉络膜病变(punctate inner choroidopathy,PIC)为同一种疾病。MFC 病因及其发病机制不清,可能是脉络膜毛细血管的炎性反应及闭塞,或是 RPE 免疫反应性疾病。MFC 患者多为女性,表现为视网膜外层及脉络膜局灶性炎性病灶,病灶小、多发、散在于后极部,少数患者伴有轻微玻璃体炎症反应。随病变进展,病灶萎缩或形成瘢痕。偶有病灶较大,合并全葡萄膜炎时称为多灶性脉络膜炎及全葡萄膜炎(multifocal choroiditis and panuveitis,MCP)。MFC 病灶如发生在黄斑中央,或继发 CNV,可引起严重的视力下降。眼底血管造影、OCT 检查可协助诊断,OCTA 及微视野检查有助于协助诊断、研究 MFC 脉络膜层结构及血流改变。

病例 5-2-1

女性，28 岁，BCVA OD: 1.0，BCVA OS: 0.4。

主诉： 左眼闪光感，视力模糊 2 周。

诊断： 左眼多灶性脉络膜炎。

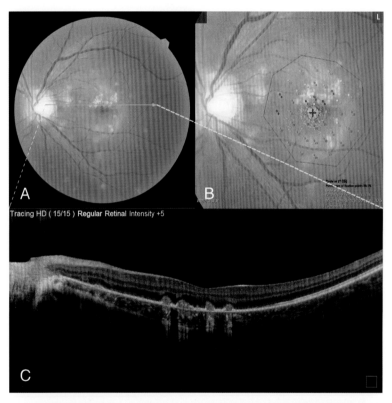

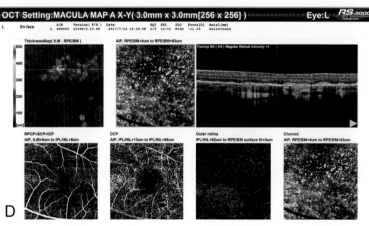

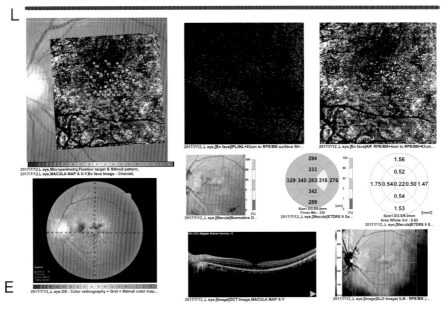

图5-2-1　左眼眼底彩照（A）、微视野数字图（B）、OCT（C），OCTA各层血流图
（D），左眼Overlay功能性多模影像报告（E）

病例分析与影像解读：

　　此患者为青年女性，左眼出现闪光和视物模糊，眼底检查发现后极部
多个圆形灰黄色病灶（见图 5-2-1A）。微视野检查显示病灶对应区域视网
膜功能下降（见图 5-2-1B）。OCT 显示病灶呈现中等反射信号，位于外层
视网膜，其下方局部的 RPE 有断裂，导致光线更多穿透到下方，脉络膜结
构反射增强，呈穿凿样改变（见图 5-2-1C）。这些病灶是典型的炎症病灶，
并无脉络膜新生血管，所以 OCTA 显示外层视网膜没有血流信号（见图 5-2-
1D）。左眼彩照、微视野、OCT 和 OCTA 叠加的整合报告图将此患者的眼
底形态学和功能学完美结合（见图 5-2-1E），为临床医生提供了丰富的疾
病信息。

病例 5-2-2

　　女性，30 岁，BCVA OD: 0.5，BCVA OS: 1.0。
　　主诉： 右眼视力下降半个月。
　　诊断： 右眼多灶性脉络膜炎，继发 CNV。

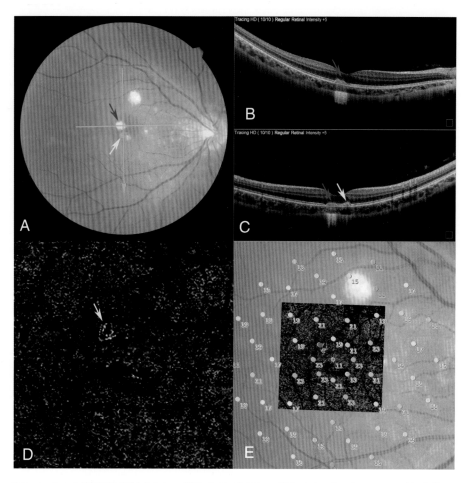

图5-2-2 右眼眼底彩照（A）、横向OCT（B）、纵向OCT（C）、OCTA视网膜无血管层（D）、Overlay影像（E）

病例分析与影像解读：

患者为青年女性，有近视病史，右眼视力下降半个月就诊，眼底检查发现后极部视网膜多个类圆形黄白色病灶（见图5-2-2A），其中红色箭头所指的病灶在OCT中表现为视网膜下中等反射信号，RPE存在裂隙（RPE rip），其下方组织反射增强，成穿凿状（见图5-2-2B、C），在OCTA外层视网膜中无血流信号（见图5-2-2D），所以这是炎性病灶；而黄色箭头所指的病灶在OCT中表现为视网膜下RPE上的中高反射信号（见图5-2-2C），在OCTA外层视网膜中可以检测到明显的血流信号（见图5-2-2D），所以这是CNV病灶。形态和功能叠加的整合影像显示CNV病灶处存在盲点，而炎性病灶并没有盲点（见图5-2-2E）。

> **Tips**
>
> 病例5-2-1和5-2-2均为多灶性脉络膜。曾经有学者根据病灶大小及有无眼前节和玻璃体炎症反应，把该病变分为点状内层脉络膜病变（PIC）和多灶性脉络膜炎伴全葡萄膜炎（MFCPU或MCP），但是最新的研究表明两者实为同一病变的不同表现，统一称作多灶性脉络膜。
>
> 多灶性脉络膜具有两大病理改变：一是炎症，二是继发CNV。这两大病理改变用传统的影像学检查有时不能很好鉴别，但是OCTA可以迅速判断有无CNV的存在，从而可以决定是否需要行抗VEGF治疗。

病例 5-2-3

女性，44岁，BCVA OD: 0.4，BCVA OS: 0.6。

主诉： 右眼抗VEGF治疗后半年。

诊断： 右眼多灶性脉络膜炎，抗VEGF治疗后。

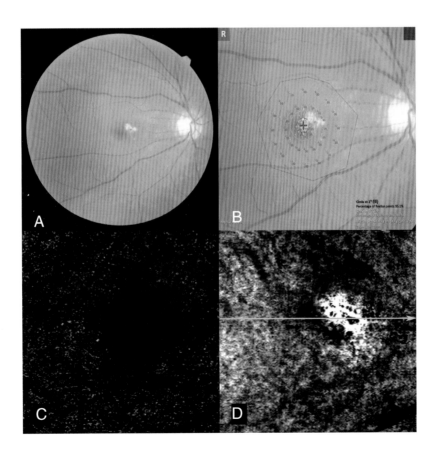

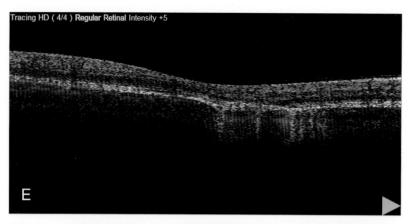

图5-2-3　右眼眼底彩照（A）、微视野数字图（B）、OCTA视网膜无血管层（C）、OCTA脉络膜毛细血管层（D）、叠加血流信号的B扫描断层影像（E）

病例分析与影像解读：

　　患者半年前曾因右眼患多灶性脉络膜炎，继发CNV而行每月1次共3次的抗VEGF治疗。右眼眼底可见紧邻黄斑鼻侧有黄白色萎缩性病灶，已无视网膜出血和渗出（见图5-2-3A）。微视野检查显示病灶处局部视网膜功能下降，但固视点稳定地集中在未受累的黄斑中心凹（见图5-2-3B）。OCTA显示外层视网膜已无血流信号（见图5-2-3C），但脉络膜层面却看到病灶处存在较周围更强的血流信号（见图5-2-3D），经过病灶的B扫描显示此处视网膜外层结构萎缩，其下方的脉络膜组织反射明显增强（见图5-2-3E），所以图5-2-3D所见的血流信号实为深层的脉络膜血流，而非CNV。

Tips　　OCTA的影像解读常常需要结合B扫描的断层影像，RPE的萎缩可以导致其下方脉络膜血管的可见度增加，所以要细心辨别，不要将正常的脉络膜血管当成CNV。

第三节　多发性一过性白点综合征

　　多发性一过性白点综合征（multiple evanescent white dot syndrome，MEWDS）是一种急性多灶性脉络膜视网膜病变，目前多认为是一种急性炎性病变，或感染后引发的自身免疫性疾病，主要侵犯视网膜色素上皮层和视网膜感觉神经层外层。

MEWDS 发病特点：多见于中青年女性，多是单眼发病。患者表现为突然视力下降，部分患者出现眼前暗点。眼底检查可见视网膜散在 0.25PD×0.25PD 大小黄白色点片状病灶，可融合成片，多在后极部。眼底自发荧光检查、眼底荧光血管造影检查及吲哚菁绿血管造影检查、OCT 检查具有典型特征，可协助诊断。部分患者视野检查可发现生理盲点扩大，或旁中心视野缺损。MEWDS 的白点状病灶大部分在 3～4 周后自行消退，病灶部位残留颗粒状色素紊乱。

病例 5-3-1

女性，33 岁，BCVA OD: 0.6　BCVA OS: 1.0。
主诉： 右眼视物视力下降伴外侧视物遮挡 6 天。
诊断： 右眼 MEWDS。

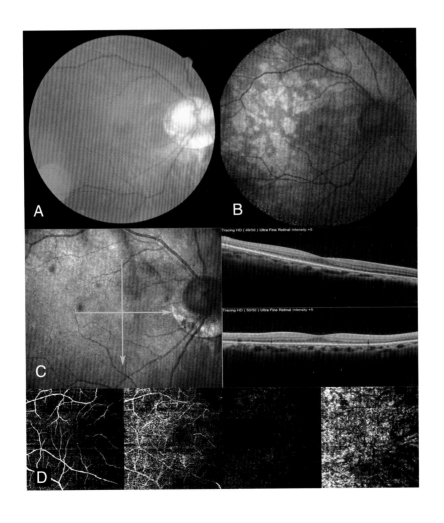

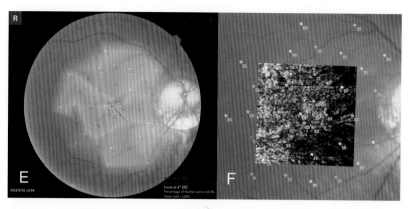

图5-3-1 右眼眼底彩照（A）、自发荧光（B）、OCT（C）、OCTA各层血流图（D），微视野地形图（E）以及Overlay影像（F）

病例分析与影像解读：

患者右眼后极部多发黄白色斑点（见图 5-3-1A），自发荧光检查显示病灶为点片状高自发荧光（见图 5-3-1B）。OCT 检查显示病灶处嵌合体带和 RPE 层的光反射带缺失（见图 5-3-1C）。OCTA 检查视网膜浅层血管丛、视网膜深层血管丛及脉络膜层均未见明显异常（见图 5-3-1D）。而微视野地形图显示后极部广泛视敏度下降（黄色区域），数字为视敏度定量检测（见图 5-3-1E）。从 Overlay 影像可以发现，虽然后极部视敏度下降，但视网膜及脉络膜血流未见明显异常。结合自发荧光和 OCT，说明病变区主体在 RPE 层和视细胞层，非血管源性病变（见图 5-3-1F）。

> **Tips** 此病例病变在后极部，OCTA检查视网膜及脉络膜各层次无血流变化，但微视野检查视敏度受损，结合自发荧光和OCT，提示病变主体在RPE及视细胞层。
>
> 此病例表明，Overlay影像中微视野检查提示的视功能受损，不都源于视网膜和脉络膜血流变化，可以为非血管源性。视网膜和脉络膜病灶血流异常，与相应部位的视功能异常，可以有对应关系，但不是因果关系。

病例 5-3-2

女性，28 岁，BCVA OD: 0.8 BCVA OS: 0.7。

主诉： 发热后左眼前黑影 4 天。

诊断： 左眼 MEWDS。

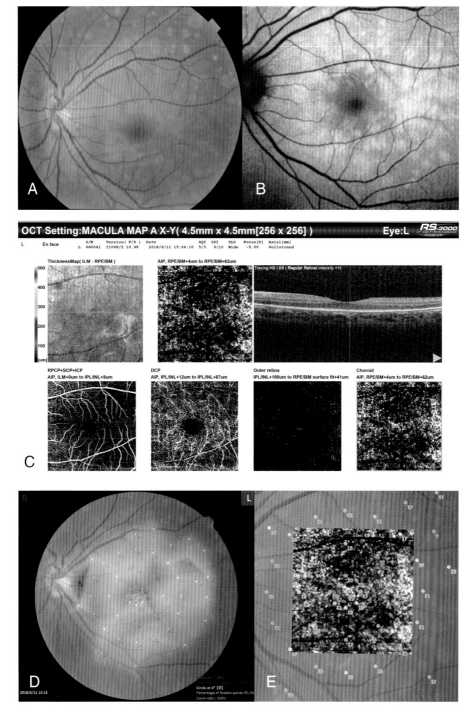

图5-3-2　患者左眼眼底彩照（A）、自发荧光（B）、OCTA各层血流图（C）、微视
野地形图（D）和Overlay影像（E）

病例分析与影像解读：

患者左眼后极部多发黄白色斑点（见图 5-3-2A）。自发荧光检查发现后极部多发密集点片状高自发荧光，黄斑部病灶融合（见图 5-3-2B）。OCTA 检查中，B 扫描黄斑断层显示病灶处嵌合体带和 RPE 层的光反射带缺失。血流检查视网膜浅层血管丛、视网膜深层血管丛及无血管层检查未见明显异常，脉络膜毛细血管层血流信号明显降低（见图 5-3-2C）。微视野地形图显示黄斑部多处视敏度下降（黄色区域），数字为视敏度定量检测（见图 5-3-2D）。Overlay 影像显示黄斑部多处视敏度下降，与脉络膜低血流区并不对应，结合自发荧光和 OCT，说明引起视功能障碍的病变区主体在 RPE 层和视细胞层，非血管源性病变（见图 5-3-2E）。

> **Tips** 　此病例的 Overlay 影像揭示脉络膜低血流区域与微视野检查视敏度受损的区域不对应，结合自发荧光和 OCT，提示病变主体在 RPE 及视细胞层。另一方面，由于病变区脉络膜血流信号降低，提示一过性白点综合征的病变深度可能不局限于 RPE 层，可累及脉络膜浅层。

病例 5-3-3

男性，23 岁，VA OD：0.6，VA OS：1.0。
主诉： 右眼闪光感伴视力下降 2 周。
诊断： 右眼 MEWDS。

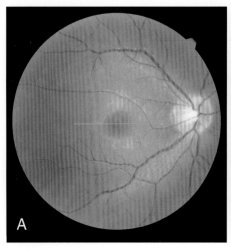
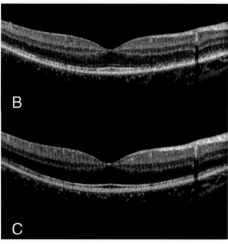

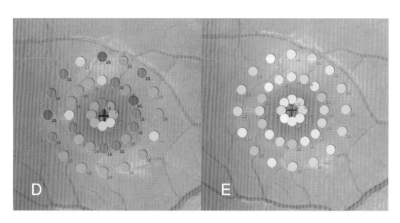

图5-3-3　就诊时右眼的眼底彩照（A）、OCT（B）、1个月后右眼的
　　　　OCT（C）微视野数字图MP-1模式（D）和MP-3模式（E）

病例分析与影像解读：

　　患者为青年男性，就诊时距离发病已有2周，眼底还依然可以看到赤
道部散在的灰白色斑点（见图5-3-3A）。OCT检查发现外层视网膜椭圆体
带不连续（见图5-3-3B，红色箭头）。而黄斑区微视野检查显示对应部位
的局部视网膜敏感度下降（见图5-3-3D、E）。1个月后OCT显示视网膜
外层结构修复（见图5-3-3C）。

> **Tips**
>
> 　　由于MEWDS中的灰白色斑点为一过性病灶，因此眼底
> 检查有时会被忽略，但是OCT可以清楚地显示视网膜外层结
> 构的受损，并且微视野也可以揭示对应受损部位的功能受损。有意
> 思的是，这种视网膜功能的变化使用MP-1模式的0~20db设置进行
> 测量比MP-3模式的0~34db设置测量更为直观，可以在MP-3微视
> 野计上设置MP-1模式进行测量。

第四节　感染性脉络膜炎

　　所有的脉络膜炎都需要排查感染因素，只有排除了感染才能单纯使用
激素治疗。但如果病原学检查阳性，那么针对性的抗感染治疗不容迟疑，
即使就诊时视力非常差，只要充分抗感染，最后往往还是可以得到良好的
视力预后。

　　结核、梅毒、弓形体等病原体感染是相对比较常见的感染因素，但是

由结核或梅毒引起的眼部感染其临床表现非常多变，有时难以判断。病原体的实验室检测是诊断的直接证据，但有时诊断性治疗也可以帮助提供间接诊断依据。

病例 5-4-1

男性，25 岁，BCVA OD: 0.8，BCVA OS: 0.04。

主诉： 左眼视力下降 20 天。

诊断： 左眼葡萄膜炎。

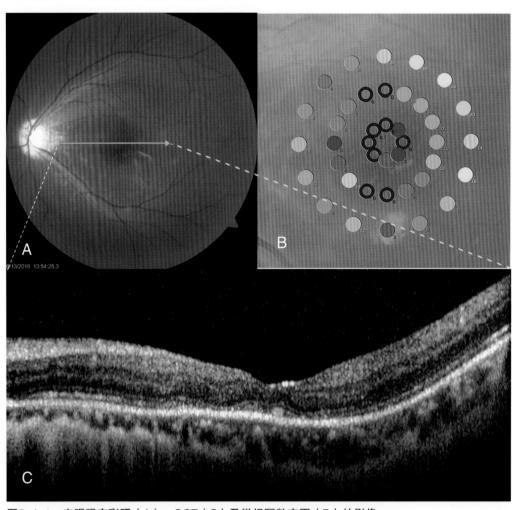

图5-4-1 患眼眼底彩照（A），OCT（C）及微视野数字图（B）的影像

病例分析与影像解读：

患者为青年男性，左眼视力突然下降。眼前节检查发现角膜 Kp（＋），前房 Tyn（＋＋），晶体表面色素沉着。玻璃体混浊，有细胞；视网膜平伏，未见出血、渗出（见图 5-4-1A）。但 OCT 显示外层视网膜结构受损（见图 5-4-1C）。对应的黄斑微视野检查发现有盲点存在。血液学检查发现 T-spot 阳性，其余感染指标均为阴性。患者接受抗结核治疗后半年复诊，左眼视力恢复到 0.4。

Tips　有些葡萄膜炎的患者就诊时视力非常差，似乎与眼底表现不符。OCT揭示这是由于外层视网膜结构受损所致，并且微视野也证实对应的局部视网膜功能的确有问题。如果明确特异性感染为病因，那么及时的抗感染治疗往往可以取得良好的预后，使视力得以恢复，而结构与功能检查的有机结合也让我们对疾病有了更深的认识。

第六章　外伤性眼底病变

机械性、物理性或化学性等因素直接作用于眼部，引起眼的结构和功能损害，统称眼外伤（ocular trauma，OT）。眼外伤按照致病因素可以分为：①机械性眼外伤，如眼顿挫伤、穿通伤等；②非机械性眼外伤，如热烧伤、化学伤、辐射伤等。需要眼底内科医生处理的眼外伤主要有视网膜光损伤，眼球钝挫伤所致的眼底出血、视网膜震荡、视网膜裂孔、脉络膜裂伤、外伤性视神经病变等，长期眼内金属异物存留引起的铁锈症、铜锈症，以及一眼受穿通伤后另一眼发生的交感性眼炎等。

现代眼底多模影像技术可以让我们直观地看到上述外伤引起的眼底内在结构的变化，充分了解损伤的严重程度，解读临床现象，判断视力预后，指导治疗和随访治疗效果。

第一节　脉络膜裂伤

脉络膜裂伤多发生于眼球钝挫伤，在后极部及视盘周单发或多发，病灶为弧形，凹面朝向视盘或黄斑，伴有视网膜出血及水肿。脉络膜裂伤的伤口部位可继发脉络膜新生血管，损伤修复后形成弧形灰白色瘢痕。如果裂伤发生于黄斑中心，则引起视力严重的不可逆性破坏。

脉络膜裂伤经过常规眼底检查多能确诊。伴有视网膜出血、水肿及脉络膜新生血管的病例，OCT、OCTA 等检查可协助诊断，微视野检查可对视功能判断及预后提供帮助。

病例 6-1-1

男性，45 岁，BCVA OD: 0.2，BCVA OS: 1.0。
主诉： 右眼拳击伤后半年。
诊断： 右眼脉络膜裂伤、右眼 CNV 瘢痕。

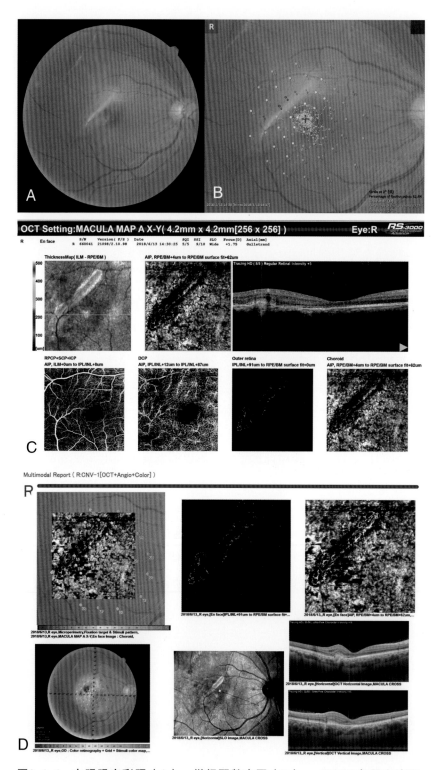

图6-1-1　右眼眼底彩照（A）、微视野数字图（B）、 OCTA各层血流图
　　　　　（C）和Overlay功能性多模影像报告（D）

病例分析与影像解读：

患者右眼拳击伤后半年，眼底检查黄斑颞上黄色条形瘢痕（见图 6-1-1A）。微视野检查脉络膜瘢痕处绝对暗点，瘢痕周围视敏度下降，黄斑中心固视良好（见图 6-1-1B）。OCT 的 B 扫描显示脉络膜裂伤伤口处 CNV 部分纤维化，RPE 及感觉神经层外层损伤，表面感觉神经层水肿尚未完全消退。OCTA 显示视网膜无血管层可见 CNV，脉络膜毛细血管层 CNV 周围血流信号减弱，提示裂伤部位及损伤范围（见图 6-1-1C）。Overlay 功能性多模影像报告揭示脉络膜裂伤部位存在 CNV，该处为绝对暗点；裂伤周围视敏度下降，与脉络膜低血流区对应（见图 6-1-1D）。

> **Tips** 该患者右眼钝挫伤、脉络膜裂伤半年，已经形成脉络膜瘢痕。Overlay功能性多模影像报告不但显示了脉络膜裂伤部位的形态、结构、CNV瘢痕修复及视功能破坏程度（绝对暗点）；同时显示裂伤病灶周围脉络膜血流下降。尽管对应部位视网膜感觉神经层形态结构尚可，但视敏度已经有明显的下降，提示外伤后脉络膜视网膜损伤的范围，以及由此带来的该区域视功能不可逆的损伤。

病例 6-1-2

女性，24 岁，BCVA OD: 1.0，BCVA OS: 0.1。
主诉： 左眼顿挫伤后 3 个月。
诊断： 左眼脉络膜裂伤、脉络膜新生血管、黄斑前膜。

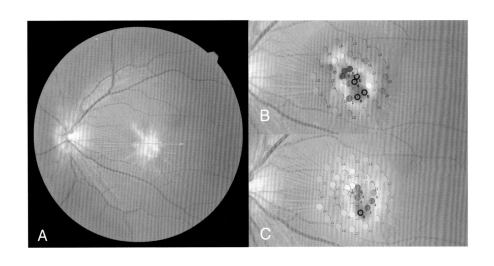

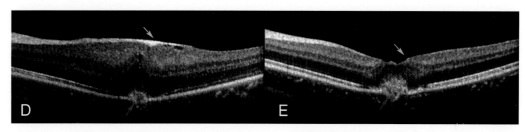

图6-1-2　初诊时左眼眼底彩照（A）、OCT（D）、微视野地形图MP-1模式（B）和MP-3模式
　　　　（C），3个月后复诊时的OCT（E）

病例分析与影像解读：

　　患者左眼有明确的眼外伤史，眼底检查发现黄斑表面有一片前膜（见图 6-1-2A）。OCT 显示除了有黄斑表面膜、局部视网膜增厚外，还有外层视网膜结构不连续，色素上皮反射条带中断，并出现一个中等反射信号的病灶（见图 6-1-2D），说明此患者脉络膜裂伤后继发 CNV 生长。微视野检查显示脉络膜新生血管对应的部位存在绝对盲点（见图 6-1-2B、C）。此患者拒绝抗 VEGF 治疗。有趣的是 3 个月后复诊时发现黄斑前膜自行脱落，但是 CNV 病灶变大（见图 6-1-2E）。

> **Tips**　　中心或旁中心盲点的出现往往提示CNV的生长，但是MP-3模式显示的盲点比MP-1模式的小，此乃MP-3模式刺激光亮度更强所致。所以，MP-3模式应该可以更精确地显示CNV对局部视网膜功能的影响。

第二节　视网膜光损伤

　　视网膜光损伤是眼辐射性损伤的一种。后者包括电磁波谱中的各种射线，如红外线、可见光、紫外线、X 线、γ 射线以及中子或质子束照射等造成的眼损伤。其中，紫外线（包括电焊、雪地及水面反光等）主要造成眼前段损伤，如角膜上皮光损伤、白内障等；可见光及红外线主要以热效应和光化学效应损伤眼底，如"日光性视网膜病变"和眼底手术中强光源照射的"视网膜光损伤"。近年来，日常生活中由激光笔造成的黄斑损伤日益多见，严重损伤视力。

病例 6-2-1

男性，15 岁，BCVA OD: 1.0，BCVA OS: 0.1。

主诉：左眼激光笔照射后视力下降 3 天。

诊断：左眼黄斑光损伤。

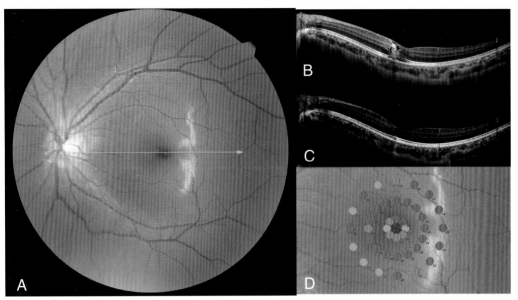

图6-2-1　患眼激光笔照射后2周时的眼底彩照（A）和OCT（B），照射3月后的OCT（C）和微视野数字图（D）

病例分析与影像解读：

患者因左眼激光笔照射后视力下降 3 天就诊。OCT 显示神经感觉层损伤，黄斑全层裂孔，予以激素和神经营养药物治疗。2 周后复诊眼底未见明显黄斑孔（见图 6-2-1A）。OCT 显示内界膜修复，原裂孔中出现一团中等反射信号物质（见图 6-2-1B）。3 月后复查 OCT 显示神经感觉层结构基本恢复，仅见嵌合体带留有一个小间隙，视网膜内层留有一个小空泡（见图 6-2-1C）。微视野检查显示患者黄斑局部未见盲点（见图 6-2-1D）。视力恢复到 0.6。

Tips

视网膜光损伤，尤其是激光笔照射眼睛造成的黄斑损伤，类似的案例值得我们关注。不少小孩把激光笔当玩具，有意或无意地照射自己或同伴的眼睛，结果导致黄斑结构破坏，严重者可造成黄斑裂孔。及时的诊断和治疗非常重要，可以挽回一部分患者的视力。可以用OCT随访黄斑结构的变化，用微视野随访黄斑视功能的变化。

病例 6-2-2

女性，22 岁，术前 BCVA OD: 0.15, 术后 BCVA OD: 0.4。

主诉：右眼中心视力下降，有激光灼伤病史。

诊断：右眼黄斑裂孔，右眼底激光损伤。

处置：右眼玻璃体穿刺 + 玻璃体切割 + 剥膜 + 气液交换 +
无菌空气注入。

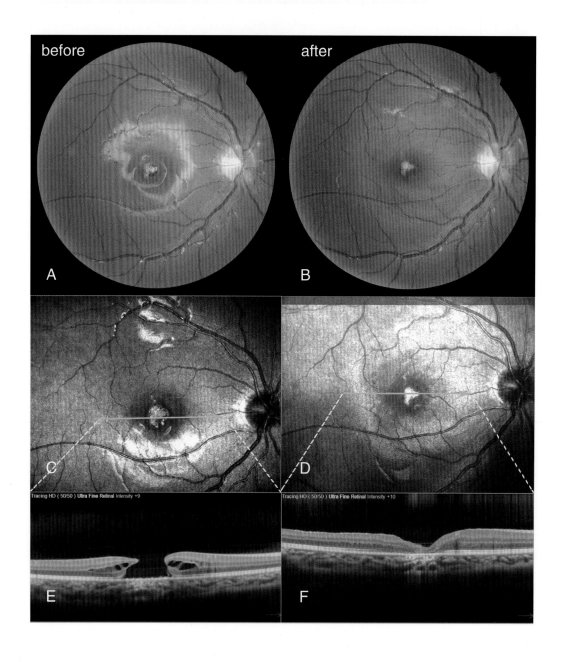

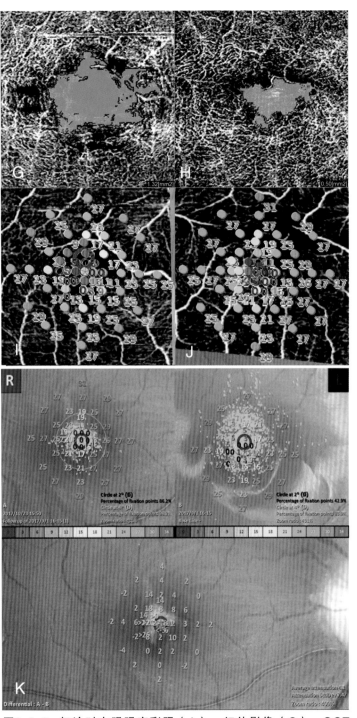

图6-2-2　初诊时右眼眼底彩照（A）、红外影像（C）、OCT（E）、OCTA视网膜深层血管丛（G）及Overlay影像（I）；手术治疗后1个月眼底彩照（B）、红外影像（D）、OCT（F）、OCTA视网膜深层血管丛（H）影像及Overlay影像（J）；手术前后微视野比较图（K）

病例分析与影像解读：

患者激光笔损伤后右眼黄斑裂孔，裂孔底部脱色素（见图 6-2-2A）。红外影像及 OCT 检查揭示右眼黄斑裂孔，裂孔边缘视网膜水肿，层间积液（见图 6-2-2C、E）。OCTA 检查视网膜深层血管网黄斑拱环破坏，无血管区面积为 1.32 mm^2（见图 6-2-2G）。Overlay 影像显示黄斑无血流区视敏度下降，黄斑裂孔部位视敏度严重下降（见图 6-2-2I，黄色数字标识）。

该患者接受了右眼玻璃体穿刺＋玻璃体切割＋剥膜＋气液交换＋无菌空气注入。手术后黄斑水肿消退，中部脱色素（见图 6-2-2B）。红外影像及 OCT 检查黄斑裂孔闭合，中心凹形态恢复，视网膜神经感觉层光反射带不规则，层次结构未恢复（见图 6-2-2D、F）。OCTA 检查视网膜深层血管网黄斑拱环无血管区面积为 0.50mm^2，拱环血流形态趋于正常（见图 6-2-2H）。Overlay 影像显示黄斑中部血流恢复区视敏度改善，黄斑裂孔闭合区仍有绝对暗点（见图 6-2-2J）。

微视野 MP-3 随访对比显示术后注视集中，2° 内固视率由 42.9%（见图 6-2-2K 右上）提高到术后 86.2%（见图 6-2-2K 左上），检测区域平均敏感度为提高 4.1dB（见图 6-2-2K 下）。

Tips

患者右眼黄斑裂孔术后，OCT检查裂孔闭合，黄斑部断层形态恢复良好。而手术前后Overlay影像揭示术后黄斑拱环形态不规则，但血流明显改善；对位测定微视野，各检测点视敏度不同程度改善，激光灼伤造成的椭圆体带未恢复，但患者视功能恢复较好，中心区域视敏度改善，患者视力提升。

第三节　外伤性视神经病变

外伤性视神经病变可以发生于眼球至颅内段的任何部位。多由于拳击、碰撞等外力因素引起，包括视神经挫伤、撕裂等视神经直接损伤，以及视神经管骨折、眼眶内出血压迫等间接损伤。影像学检查多为超声检查、CT检查等，有助于判断损伤部位及程度，以便及时发现并积极治疗。OCTA检查可对视盘损伤进行相应的血流分析。

病例 6-3-1

男性，69 岁，BCVA OD: 1.0，BCVA OS: 0.5。

主诉：左眼外伤后视力下降 5 年。

诊断：左眼外伤性视神经病变。

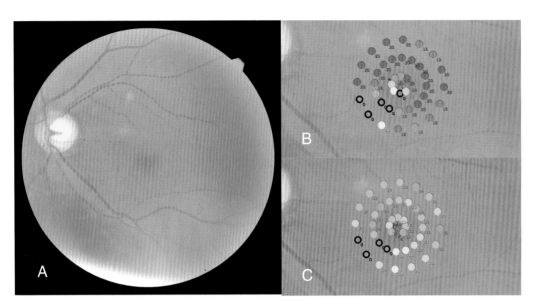

图6-3-1　左眼眼底彩照（A）、微视野数字图MP-1模式（B）和MP-3模式（C）

病例分析与影像解读：

患者 5 年前有过左眼顿挫伤病史，之后矫正视力一直无法达到原先的
1.0。双眼眼压正常，眼前节正常，眼底检查发现左眼的视盘颞侧色略淡，
其他均无特殊发现（见图 6-3-1A）。然而微视野检查发现黄斑中心凹鼻下
存在与神经纤维束走行一致的盲点（见图 6-3-1B、C），此处的视网膜神经
纤维层变薄，因此考虑此患者为外伤性视神经病变。

Tips　　眼球挫伤后1周视盘周围视网膜神经纤维层厚度便可开始
减少，伤后1个月厚度减少速度较快，伤后第3个月进入平台期。
伤后视功能下降与神经纤维层变薄有关。有意思的是，在MP-1模式
检查中，患者中心凹正下方的一个绝对盲点在MP-3模式检查中却不
是绝对盲点，说明此处尚存较低的视网膜光敏感度。这是因为MP-3
模式采用了更高的刺激光强度，精细区分了"盲点"与"低视敏度"。

第一节　脉络膜血管瘤

脉络膜血管瘤(choroidal haemangioma,CH)是在脉络膜血管先天性发育不良的基础上形成的良性肿瘤,由不同类型的血管组成,血管间有纤维结缔组织。依据病理改变及眼底表现分为孤立性和弥漫性两种类型。

孤立性脉络膜血管瘤依据所含血管的形态分为毛细血管型、海绵窦型及混合型(由毛细血管、海绵窦状血管和结缔组织组成)。血管瘤和周围的脉络膜组织间有压缩的脉络膜黑色素细胞,形成明显的瘤体边界。弥漫性脉络膜血管瘤多为海绵窦状血管瘤,或为海绵窦状血管瘤合并毛细血管瘤,瘤体侵犯大半脉络膜甚至全脉络膜,边界不清。脉络膜血管瘤表面视网膜色素上皮可纤维化,视网膜囊样变性并可形成视网膜劈裂。

临床上对脉络膜血管瘤的检查方法很多,但对瘤体血管形态及分布的观察往往需要行吲哚菁绿血管造影。

病例 7-1-1

女性,年龄 46 岁,BCVA OD 0.04　OS 1.2。
主诉: 右眼视力下降 1 年。
诊断: 右眼孤立性脉络膜血管瘤,右眼继发视网膜脱离。

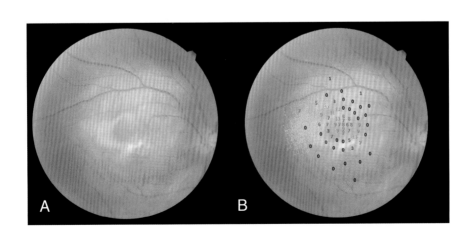

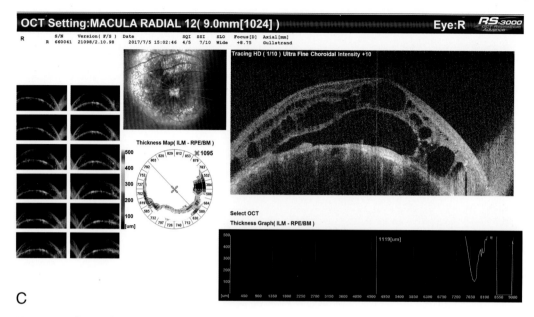

C

图7-1-1　右眼眼底彩照（A）、微视野数字图（B）和OCT（C）

病例分析与影像解读：

患者右眼眼底彩照显示黄斑部脉络膜血管瘤（见图 7-1-1A）。微视野检查显示黄斑部各检测点视敏度中至重度下降，平均视敏感度为 4.1dB；注视不稳定，2° 以内固视率只有 9.2%，4° 以内固视率 30.9%，注视点向黄斑颞侧弥散、移位（见图 7-1-1B）。OCT 检查显示黄斑中部 RPE 隆起，RPE 下脉络膜血管瘤血管窦样中高反射；表面感觉神经层水肿、囊样变性及广泛脱离（见图 7-1-1C）。

> **Tips**　此患者右眼为累及黄斑的孤立性脉络膜血管瘤，微视野检查发现注视点向黄斑颞侧移位，说明病变经历长期慢性过程。黄斑部视敏度普遍中至重度下降，结合OCT黄斑部视网膜层间囊样水肿，视细胞相关层次完全破坏，预示黄斑视功能已经严重受损，视功能预后不佳。

病例 7-1-2

男性，年龄 52 岁，BCVA OD: 0.2。

主诉： 右眼视物模糊 3 个月。

诊断： 右眼孤立性脉络膜血管瘤。

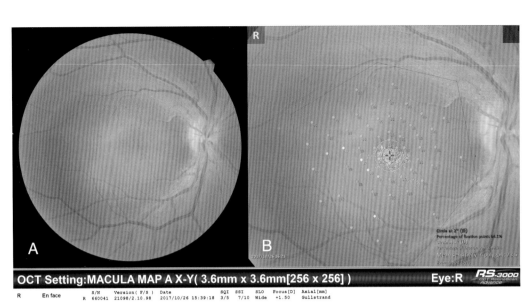

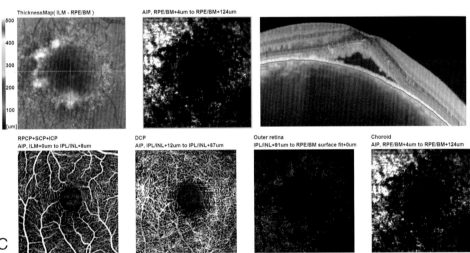

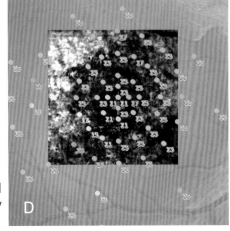

图7-1-2 患者右眼眼底彩照（A）、微视野数字图
（B）、OCTA各层血流图（C）和Overlay
影像（D）

病例分析与影像解读：

患者为右眼黄斑中部脉络膜血管瘤（见图 7-1-2A）。微视野检查数字模式图显示黄斑中心颞下视敏度降低，其余大部正常，平均视敏感度为 23.5 dB；注视点弥散，其中 2° 以内固视率为 64.1%，4° 以内固视率为 93.3%，注视不稳定（见图 7-1-2B）。OCTA 检查 B 扫描可见黄斑中部 RPE 隆起，RPE 下脉络膜血管瘤不均匀中高反射；黄斑中部感觉神经层脱离，外界膜完整，椭圆体及肌样体带反射不连续。OCTA 检查显示视网膜浅层及深层血管网血流正常，脉络膜层血流成像显示脉络膜血管瘤瘤体中部低血流信号（见图 7-1-2C）。Overlay 影像显示右眼黄斑部脉络膜血管瘤瘤体中部低血流信号，该区域内大部分视敏度正常，只有黄斑中心颞下局部区域视敏度轻度下降（见图 7-1-2D）。

> **Tips**
>
> 通过Overlay影像可以发现，右眼黄斑部脉络膜血管瘤瘤体中部血流信号明显减弱，但该区域视敏度并未随之明显下降，而黄斑中部及其颞侧下方视敏度降低，对应区域视网膜感觉神经层脱离，椭圆体/肌样体带反射不连续。说明视功能变化与脉络膜血管瘤瘤体本身并不直接相关，而与瘤体上方的视网膜结构是否继发受损有关。

病例 7-1-3

女性，42 岁，BCVA OD: 0.4。

主诉： 右眼视力下降、视物变形半年。

诊断： 右眼孤立性脉络膜血管瘤。

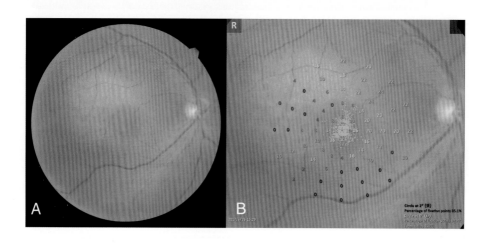

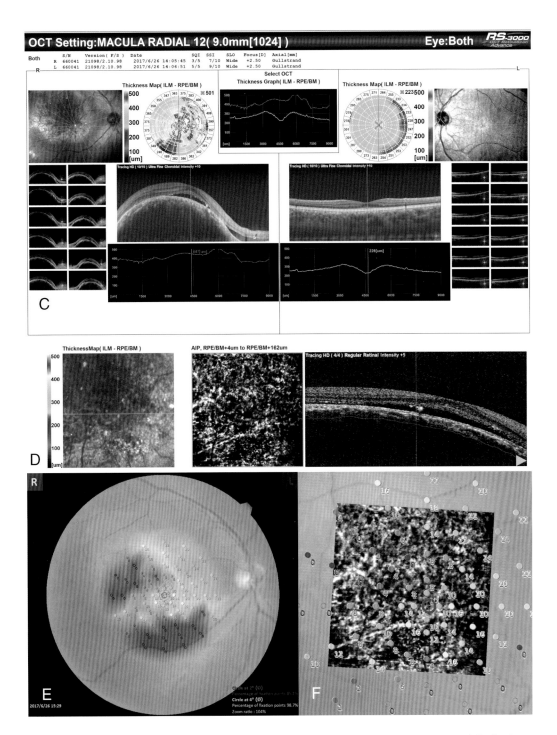

图7-1-3 右眼彩色眼底照相（A）、微视野数字模式图（B）、OCT（C）、OCTA脉络膜毛细血管层（D）、微视野地形图（E）和Overlay影像（F）

病例分析与影像解读:

患者为右眼黄斑颞上脉络膜血管瘤,累及黄斑中心(见图 7-1-3A)。微视野检查数字模式图显示黄斑视敏度下降,黄斑中心的颞上及下方出现绝对盲区;注视点尚未移位,其中 2° 以内固视率为 85.1%,4° 以内固视率为 98.7%,注视稳定(见图 7-1-3B)。OCT 检查发现右眼脉络膜血管瘤处 RPE 隆起,RPE 下可见脉络膜血管瘤浅层的血管管腔结构,瘤体表面感觉神经层脱离,椭圆体及肌样体带结构破坏,外界膜完整(见图 7-1-3C)。OCTA 脉络膜层成像显示脉络膜血管瘤瘤体部位高血流信号,并可见粗大血管样血流信号(见图 7-1-3D)。微视野地形图显示瘤体主体部位及黄斑下方存在绝对盲区(见图 7-1-3E)。Overlay 影像显示瘤体部位与视敏度下降的对应性(见图 7-1-3F)。

> **Tips**
>
> OCTA显示患者为黄斑颞上脉络膜血管瘤,累及黄斑中心,病变区视敏度普遍下降。Overlay影像提示视敏度已严重下降的区域为脉络膜血管瘤主体部位,而所累及的黄斑中部视敏度轻度下降。结合OCT检查,黄斑中心凹处感觉神经层厚度正常且外界膜完整,提示治疗后视功能有提高的可能性。

病例 7-1-4

女性,37 岁,BCVA OS: 0.2。
主诉:左眼视力下降半年。
诊断:左眼孤立性脉络膜血管瘤。

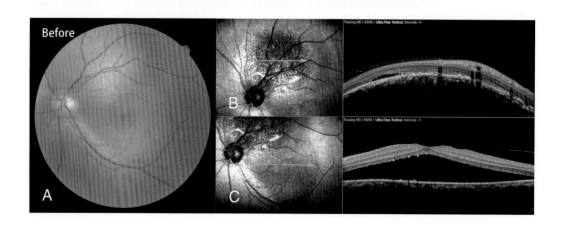

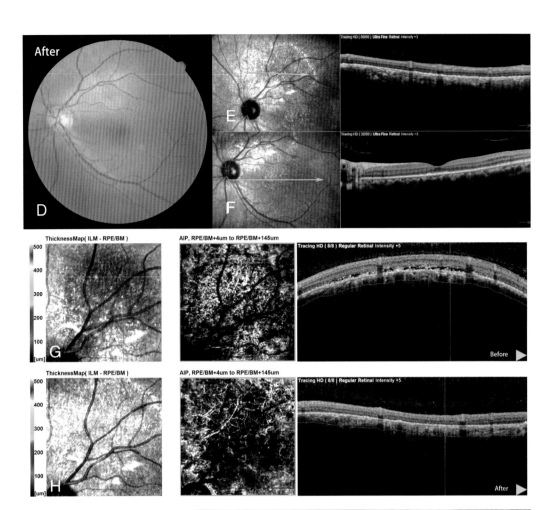

图7-1-4 左眼脉络膜血管瘤，治疗前眼底彩照（A）、瘤体部位OCT（B）及黄斑中心OCT（C）；PDT治疗后1个月眼底彩照（D）、瘤体部位OCT（E）及黄斑中心OCT（F）；治疗前瘤体OCTA脉络膜毛细血管层（G）、PDT治疗后1个月瘤体OCTA脉络膜毛细血管层（H）、PDT治疗后1个月与治疗前微视野对比图（I）

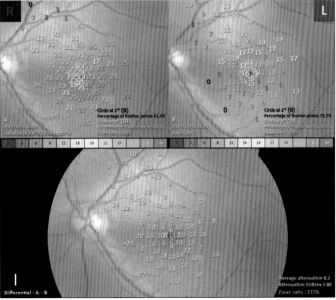

病例分析与影像解读：

患者为左眼视盘颞上孤立性脉络膜血管瘤，黄斑部水肿（见图 7-1-4A）。OCT 检查脉络膜血管瘤处 RPE 隆起，表面视网膜脱离（见图 7-1-4B），黄斑区视网膜脱离（见图 7-1-4C）。PDT 后 1 个月复诊，脉络膜血管瘤萎缩，表面出现色素（见图 7-1-4D），脉络膜血管瘤萎缩、表面 RPE 隆起消退（见图 7-1-4E）；黄斑区视网膜复位（见图 7-1-4F）。

OCTA 脉络膜层可见脉络膜血管瘤瘤体部位血流丰富（见图 7-1-4G）；PDT 后 1 个月复诊，病变部位脉络膜血流信号减弱，显现脉络膜大中血管（见图 7-1-4H）。

微视野检查显示治疗前（见图 7-1-4I 右上），脉络膜血管瘤及黄斑部视敏度低；PDT 后 1 个月复诊（见图 7-1-4I 左上），视盘颞上脉络膜血管瘤治疗部位视敏度进一步下降，黄斑部视敏度改善。图 7-1-4I 下可见黄斑部视敏度明显提高（绿色数字标识），平均提高 8.2dB。

Tips　OCTA脉络膜层血管成像可以有效检测脉络膜血管瘤血流信号的改变，有助于观察脉络膜血管瘤治疗后的萎缩状态，进而观察和判断疗效。治疗前后微视野定位分区检查显示，脉络膜血管瘤病灶区经PDT治疗后，瘤体及其表面视网膜萎缩，该区域视敏度视功能下降。但是随着瘤体萎缩，黄斑中心凹处的神经感觉层脱离复位，患者的总体视功能却恢复良好，中心视力提高。

第二节　脉络膜骨瘤

脉络膜骨瘤（choroidal osteoma, CO）是一种少见的脉络膜良性肿瘤，原因不明，生长缓慢，好发于健康年轻女性，50% 以上为双眼发病。眼底表现为脉络膜的黄红色、扁平、低度隆起肿物，边界清，多位于眼底后极部，环绕视神经乳头生长，生长于颞侧的脉络膜骨瘤可累及黄斑部。肿瘤表面可有视网膜色素上皮萎缩或增生，常合并浆液性视网膜脱离。25% 的脉络膜骨瘤并发脉络膜新生血管。长期的黄斑区视网膜浆液性脱离或脉络膜新生血管渗出和出血，致使视力受损。

脉络膜骨瘤发病机制不清。多数学者认为脉络膜骨瘤是一种骨性迷离瘤，可能为中胚叶胚胎性骨组织残留在脉络膜内发展而成。病理检查为钙沉着于脉络膜和巩膜，其间可见成熟的骨细胞和脉络膜毛细血管，表面视网膜色素上皮变薄和萎缩。

病例 7-2-1

男性，41 岁，BCVA OD: 1.0 OS: 0.8。

主诉： 左眼视物变形 1 年余。

诊断： 左眼脉络膜骨瘤，PDT 治疗后；左眼 CNV，抗 VEGF 治疗后。

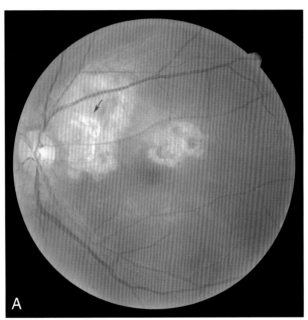

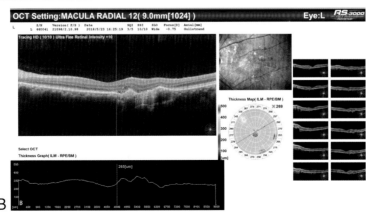

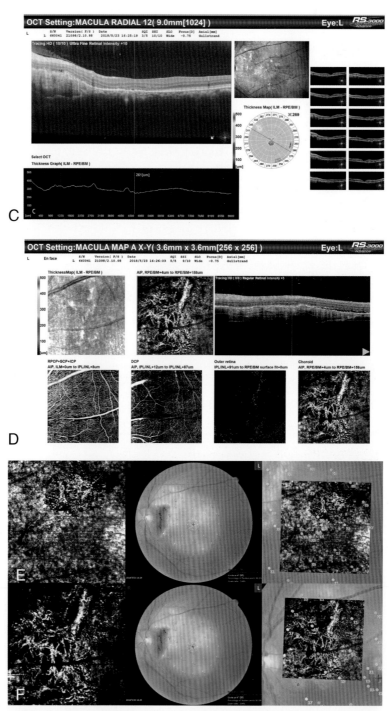

图7-2-1 左眼眼底彩照（A）、黄斑颞上CNV部OCT（B）、视盘颞上
脉络膜骨瘤OCT（C）、视盘颞上脉络膜骨瘤处的OCTA各层
血流图（D），黄斑区及CNV部位的Overlay功能性多模影像报
告（E）和视盘颞上脉络膜骨瘤部位的Overlay功能性多模影像
报告（F）

病例分析与影像解读：

患者为左眼脉络膜骨瘤，3年前曾行 PDT 治疗，近1年又因 CNV 而行3次抗 VEGF 治疗。左眼眼底检查可见黄斑颞上黄白色 CNV 病灶，伴小片出血（见图 7-2-1A，绿色箭头）；黄斑鼻上近视盘 2PD×3PD 视网膜下黄白色扁平病灶，为脉络膜骨瘤（见图 7-2-1A，红色箭头）。OCT 检查显示黄斑颞上 CNV（见图 7-2-1B）；鼻上近视盘部位脉络膜骨瘤，表现为 RPE 下板层样高反射病灶，表面 RPE 和视网膜感觉神经层破坏（见图 7-2-1C）。OCTA 黄斑鼻上近视盘处脉络膜骨瘤部位分层成像显示视网膜浅层及深层血流信号正常，无血管层异常信号为脉络膜骨瘤不规则隆起透见的 RPE 下血流信号；脉络膜层成像示脉络膜骨瘤部位脉络膜毛细血管萎缩，所示粗大血管为脉络膜骨瘤内血管（图 D）。

黄斑区和 CNV 部位的 Overlay 功能性多模影像报告显示对应视网膜无血管层 CNV 消退。黄斑中心颞上区域视敏度轻度下降，而黄斑区视敏度正常（见图 7-2-1E），可以解释为黄斑中心感觉神经层结构恢复。

视盘颞上脉络膜骨瘤部位的 Overlay 功能性多模影像报告揭示脉络膜骨瘤部位只显示粗大的脉络膜骨瘤内血管，同时该部位视敏度不同程度下降（见图 7-2-1F），提示脉络膜骨瘤部位不但是脉络膜毛细血管萎缩，病变已侵蚀 RPE 并继发了其表面的视细胞破坏。

Tips
OCTA 可显示脉络膜骨瘤对脉络膜毛细血管的破坏程度及范围，同时可显示脉络膜骨瘤自体血管。而 Overlay 影像可以揭示脉络膜骨瘤对其表面 RPE 层的侵蚀以及对视细胞层的破坏，更能揭示相应部位视功能的损害。

第三节　脉络膜黑色素瘤

脉络膜黑色素瘤(choroidal melanoma, CM)是成年人最常见的眼内原发性恶性肿瘤，由脉络膜黑素细胞的低分化及恶性增殖所致。CM 多单眼发病，男性多于女性。大部分 CM 位于后极部，呈圆形、椭圆形或不规则棕黑色实性隆起。突破玻璃膜的 CM 在视网膜下呈蘑菇状生长。早期周边部 CM

不易被发现。CM 累及黄斑，或 CM 继发浆液性视网膜脱离波及黄斑部，则引起视物变形、视力下降。CM 的临床检查包括 FFA、ICGA、超声检查及 MRI 检查等。ICGA 只能观察到瘤体表面的自体血管，也很难观察到 CM 瘤体内的血管。

病例 7-3-1

女性，57 岁，BCVA OD: 1.0。
主诉：右眼前黑影漂动 2 个月。
诊断：右眼脉络膜黑色素瘤。

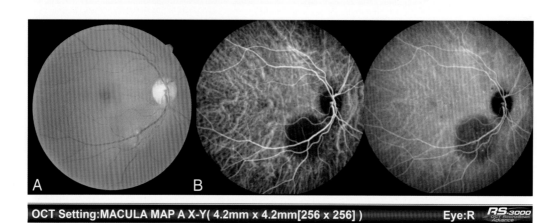

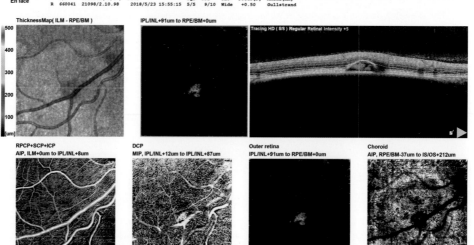

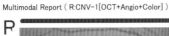

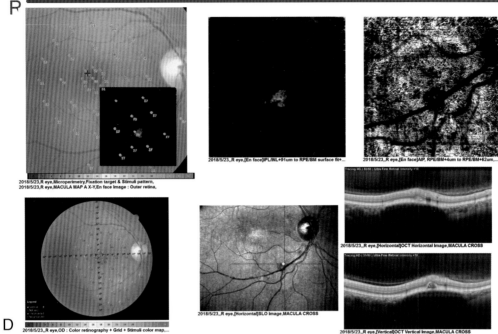

图7-3-1 右眼眼底彩照（A）、ICGA（B）、OCTA各层血流图（C）和Overlay功能性多模影像报告（D）

病例分析与影像解读：

患者右眼视盘颞下棕色隆起病灶，病灶位于视网膜下，中部有黄白色色素脱失，临床诊断为右眼脉络膜黑色素瘤（见图 7-3-1A）。ICGA 显示早期及中期瘤体低荧光，未见瘤体自体血管（见图 7-3-1B）。OCTA 检查脉络膜层成像，CM 瘤体部位脉络膜血流信号消失，其间夹杂少许不规则疑似血流信号，疑似脉络膜黑色素瘤自体血管显影（见图 7-3-1C）。

Overlay 功能性多模影像报告中的 OCTA 检查脉络膜黑色素瘤瘤体血流信号消失，该病变区无视敏度改变。整合报告中的 OCT 检查显示病灶表层致密高反射，表层下光衰减呈低反射；病灶中部 PED，余部表面 RPE 结构完整（见图 7-3-1D）。

Tips 对于小的脉络膜黑色素瘤，发现瘤体自体血管是重要的诊断依据。无论是吲哚菁绿检查还是超声造影检查，对小的脉络膜黑色素瘤中自体血管检出率都不高。本病例OCTA重复性检出瘤体部位脉络膜层成像的高信号，尚不确定是否为脉络膜黑色素瘤表层的自体血流（自体血管），需要更多的病例数据支持。

有些病例虽然诊断明确，但无法归类于上述章节。也有些病例虽然有临床拟诊，但尚缺乏最后的诊断依据如基因检测等。这些病例的功能性多模影像为临床提供了很多有价值的信息，解释了临床很多不能解释的现象，所以在此将它们归并在这个章节展示。

病例 8-1

男性，40 岁，BCVA OD: 0.1。

主诉：右眼视力下降。

诊断：右眼特发性 CNV。

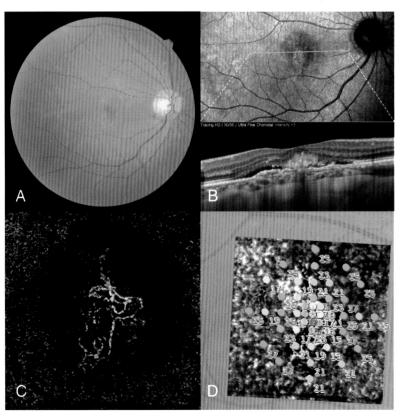

图8-1　右眼眼底彩照（A）、OCT（B）、OCTA视网膜无血管层（C）和Overlay影像（D）

病例分析与影像解读：

患者右眼黄斑部灰白色病灶，感觉神经层水肿（见图 8-1A）。OCT 检查可见右眼 CNV，伴视网膜下和视网膜层间积液（见图 8-1B）。OCTA 检查显示，右眼黄斑部无血管层及脉络膜层可见异常血管网，明确为 CNV（见图 8-1C）。Overlay 影像显示右眼黄斑 CNV 及感觉神经层水肿部位部视敏度下降（见图 8-1D，黄色数据标注）。

> **Tips**　　CNV患者通过OCTA可以准确观察到CNV的大小、形态、位置及黄斑水肿范围。Overlay功能平台把黄斑病变的形态和功能对位整合在一起。在此病例中，视敏度下降区域完全对应CNV及黄斑水肿区域，为随访提供了定量的基线数据。

病例 8-2

女性，24 岁，BCVA OD: 1.0，BCVA OS: 1.0。
主诉：左眼抗 VEGF 治疗后半年。
诊断：左眼特发性 CNV，抗 VEGF 治疗后。

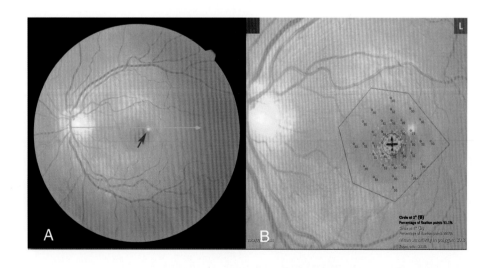

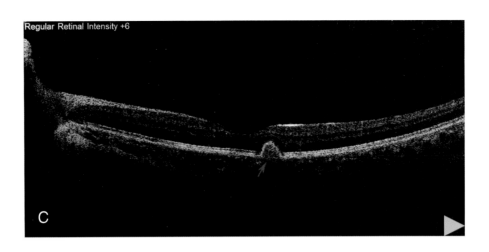

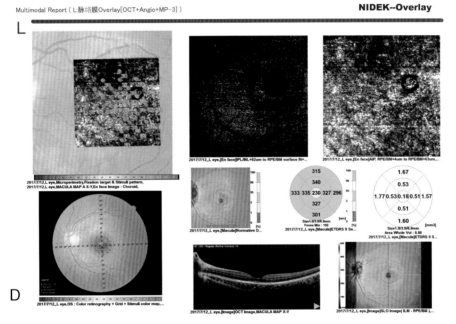

图8-2 左眼抗VEGF治疗后半年的眼底彩照（A）、微视野数字图（B）、OCT（C）、Overlay功能性多模影像报告（D）

病例分析与影像解读：

患者半年前因左眼视力下降1月就诊，初诊时视力0.3，眼底发现黄斑中心凹的颞上方有一孤立的脉络膜新生血管病灶，伴出血和水肿。因眼部及全身排查未发现其他感染性病灶，因此诊断患者为特发性脉络膜新生血管并行抗VEGF治疗。治疗后病灶明显萎缩，出血水肿消退，视力恢复到1.0。目前的眼底检查见黄斑中心凹的颞上方有一黄白色萎缩灶（见图8-2A），对应OCT有一小的隆起病灶（见图8-2C）。OCTA外层视网膜并没有看到明显的血流信号，但在脉络膜毛细血管层面，依然可见病灶所在位置有一低信号环（见图8-2D）。微视野检查显示整个后极部平均视网膜阈值是30.8dB，病灶处的视网膜阈值为28dB，黄斑中心凹未受累，所以患者中心视力恢复良好。

> **Tips**
>
> 国内常有"中心性渗出性脉络膜视网膜炎"的诊断，但是国外目前并不用这个诊断名称。如果确由感染因素引起，譬如结核，那么就称为结核性视网膜脉络膜炎。只有在查不出原发病因的前提下才诊断为特发性CNV。由于多为年轻人发病，病变小，抗VEGF治疗效果好，所以视力恢复好。微视野检查也证实了患者视功能预后良好。

病例 8-3

女性，61 岁，BCVA OD: 0.8，BCVA OS: 0.3。

主诉： 左眼视力下降2月。

诊断： 双眼黄斑卵黄样病损。

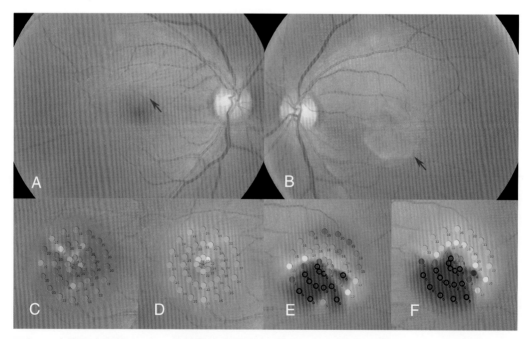

图8-3 右眼眼底彩照（A）、微视野地形图MP-1模式（C）和MP-3模式（D），左眼眼底彩照（B）、微视野地形图MP-1模式（E）和MP-3模式（F）

病例分析与影像解读：

患者左眼视力下降 2 个月，否认家族遗传性疾病史。眼底检查可以发现双眼黄斑区均有卵黄样的物质（见图 8-3A、B 箭头所指），且左眼更为明显。微视野检查无论是 MP-1 模式还是 MP-3 模式均显示视力较好的右眼仅在卵黄样物质所在部位有轻度的视功能下降，而视力较差的左眼在卵黄样物质所在部位出现绝对盲点。EOG 检查 Arden 比右眼 1.9，左眼 1.7，虽然有下降，但并不足以诊断 Best 病。尽管高度怀疑可能是遗传性疾病，但是因为患者拒绝做基因检测，所以无法判断是哪种基因类型。

> **Tips**
>
> 卵黄样病损目前认为可以见于多种疾病，只要是视细胞脱落的外节膜盘不能正常地被RPE所吞噬，在视网膜神经感觉层下异常堆积，就会形成卵黄样物质，这种病变被统称为卵黄样病损（vitelliform lesion，VL），可见于遗传性疾病如Best病，但也可以见于非遗传性疾病。从这个病例可以看到，较多的卵黄样物质在视网膜下长时间堆积，外层视网膜结构受损，可以导致视网膜功能的不可逆损伤，形成盲点。

病例 8-4

女性，55 岁，BCVA OD：0.15，BCVA OS：0.5。

主诉：右眼视力下降 3 个月。

诊断：鞍上脑膜瘤。

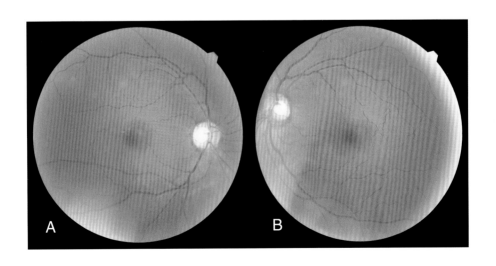

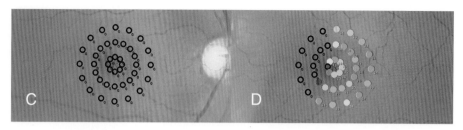

图8-4　右眼眼底彩照（A）和微视野数字图（C），左眼眼底彩照（B）和微视野数字图（D）

病例分析与影像解读：

　　此患者是以右眼视力下降为主诉就诊，眼底检查除了视盘颜色偏淡外其他均无特殊（见图8-4A、B），但是微视野检查却发现患者的右眼盲、左眼偏盲（见图8-4C、D）。进一步行头颅MRI检查，发现鞍区存在占位性病变，诊断为鞍上脑膜瘤。

> **Tips**
>
> 　　微视野仪首先是视野仪，可以完成绝大多数传统视野检查所做的项目。此患者的主诉仅仅是右眼的视力下降，但一次简单的微视野检查却发现了视野的特征性改变，进而推断患者极可能在鞍区存在占位性病变，并最终为MRI所证实。

病例 8-5

　　女性，32岁，BCVA OD: 0.15，BCVA OS: 0.2。
　　主诉： 双眼视力下降1个月。
　　诊断： 双眼外层视网膜病变。

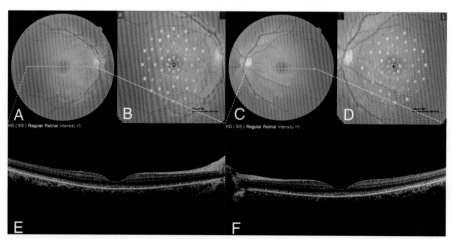

图8-5　右眼眼底彩照（A）、微视野数字图（B）和OCT（E），左眼眼底彩照（C）、微视野数字图（D）和OCT（F）

病例分析与影像解读：

患者为青年女性，双眼视力下降 1 个月就诊。眼底检查并没有特殊的发现（见图 8-5A、C），但是微视野检查发现双眼视网膜光敏感度弥漫性下降（见图 8-5B、D），双眼 OCT 检查揭示外层视网膜结构紊乱，椭圆体带消失（见图 8-5E、F）。此患者否认全身系统性疾病史，否认手术外伤史，否认药物使用史，否认遗传性疾病史，血液学检查（包括感染指标）也无异常，未做基因检测，其他眼部检查（包括自发荧光、造影和电生理等）均未有特征性改变。所以，根据 OCT 的发现，临床拟诊双眼外层视网膜病变。

> **Tips**
>
> OCT 中椭圆体带这一反射条带代表的是视细胞内节外端线粒体所在的部位。因为线粒体是独立的光反射源，此条带的消失意味着视网膜视细胞功能受损，所以它可以解释为何此患者双眼视力下降，即便眼底镜下肉眼看不出任何变化。

病例 8-6

女性，27 岁，BCVA OD 1.2。
主诉： 右眼眼前暗影漂动 1 个月。
诊断： 右眼视网膜色素上皮脱离，右眼飞蚊症。

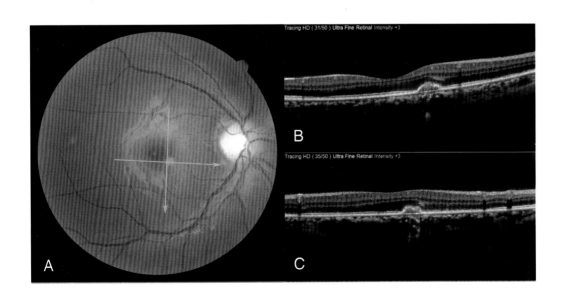

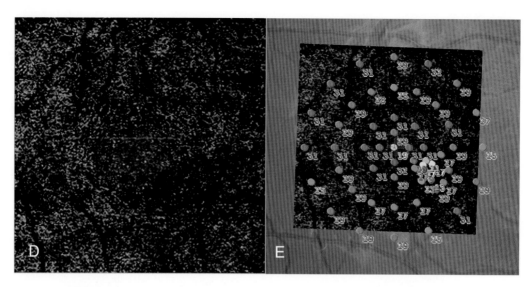

图8-6 右眼眼底彩照（A）、OCT检查（B、C）、OCTA视网膜无血管层成像（D）、Overlay影像（E）

病例分析与影像解读：

患者右眼黄斑中心鼻下灰白色病变（见图 8-6A）。OCT 检查为黄斑中心鼻下视网膜色素上皮脱离（PED），PED 隆起不规则，其下 Bruch 膜完整（见图 8-6B、C）。OCTA 视网膜无血管层未见血流信号（见图 8-6D）。OCTA 视网膜无血管层和 MP-3 微视野 Overlay 影像显示 PED 对应部位视敏度下降（见图 8-6E）。

Tips　　患者PED，成因不清，无明显相关的不适主诉。病灶虽小，Overlay影像可精确定位，并检测出该部位视功能异常。

索 引

参考文献

[1] 葛坚，赵家良，黎晓新. 眼科学［M］. 2版. 北京：人民卫生出版社，2014.

[2] 李凤鸣，谢立信. 中华眼科学［M］. 3版. 北京：人民卫生出版社，2014.

[3] 许迅，俞素勤.关注相干光层析眼底血管成像术对眼科临床实践的影响［J］.中华眼科杂志,2018,54(4):241-243.

[4] 俞素勤，李欣馨，许迅.OCT血流成像技术的现在与未来［J］.中华眼视光学与视觉科学杂志，2017，19(10):577-585.

[5] 丁宁，史雪辉，田蓓，等.脉络膜转移癌荧光素及吲哚青绿血管造影的影像分析［J］.眼科，2010，(5):344-347.

[6] 史雪辉，魏文斌，杨丽红，等.OCT在Vogt-小柳-原田综合征治疗随诊中的应用［J］.眼科，2012，(5):344-348.